AF355060

Avances en síndrome antifosfolipídico

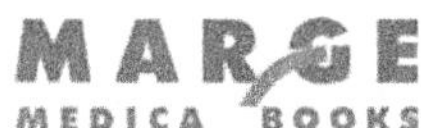

MARGE
MEDICA BOOKS

Avances en síndrome antifosfolipídico

Coordinadores
Dr. Ricard Cervera
Dr. Guillermo Ruiz-Irastorza

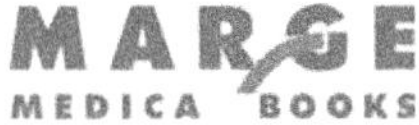

Colección: AVANCES EN ENFERMEDADES AUTOINMUNES SISTÉMICAS
Director: Dr. Ricard Cervera

AVANCES EN SÍNDROME ANTIFOSFOLIPÍDICO
Coordinadores: Dr. Ricard Cervera, Dr. Guillermo Ruiz-Irastorza

1.ª edición 2009

© de esta edición: ICG Marge, SL

Edita: Marge Médica Books - Valencia, 558, ático 2.ª - 08026 Barcelona (España)
www.marge.es -Tel. +34-932 449 130 - Fax +34-932 310 865

Director editorial: Héctor Soler
Gestión editorial: Ana Soto, Laura Matos, Anna Palacios
Producción editorial: Estela Serrano, Miquel Àngel Roig
Colaboración técnica: Esther Solsona, Albert Roura
Compaginación: Rosa Grafisme
Impresión:

ISBN: 978-84-92442-43-0
Depósito Legal:

Índice

Autores

Juan Balasch
Institut Clínic de Ginecologia,
Obstetrícia i Neonatologia
Hospital Clínic
Barcelona

Silvia Bucciarelli
Servicio de Enfermedades
Autoinmunes
Hospital Clínic
Barcelona

M.ª Teresa Camps
Unidad de Enfermedades
Autoinmunes
Servicio de Medicina Interna
Hospital Regional Universitario
Carlos Haya
Málaga

Francisco Carmona
Institut Clínic de Ginecologia,
Obstetrícia i Neonatologia
Hospital Clínic
Barcelona

Ricard Cervera
Servicio de Enfermedades
Autoinmunes
Hospital Clínic
Barcelona

Enrique de Ramón
Unidad de Enfermedades Autoinmunes
Servicio de Medicina Interna
Hospital Regional Universitario
Carlos Haya
Málaga

Gerard Espinosa
Servicio de Enfermedades Autoinmunes
Hospital Clínic
Barcelona

Antonio Gil-Aguado
Servicio de Medicina Interna
Hospital Universitario La Paz
Madrid

José Alfredo Gómez-Puerta
Servicio de Reumatología
Hospital Clínic
Barcelona

Graham R. V. Hughes
Lupus Unit
London Bridge Hospital
Londres (Reino Unido)

Juan Jiménez-Alonso
Unidad de Enfermedades
Autoinmunes Sistémicas
Servicio de Medicina Interna
Hospital Universitario
Virgen de las Nieves
Granada

Munther A. Khamashta
Lupus Research Unit
The Rayne Institute
St. Thomas' Hospital
Londres (Reino Unido)

M.ª Ángeles Martínez-Zamora
Institut Clínic de Ginecologia,
Obstetrícia i Neonatologia
Hospital Clínic
Barcelona

Nuria Navarrete-Navarrete
Unidad de Enfermedades
Autoinmunes Sistémicas
Servicio de Medicina Interna
Hospital Universitario
Virgen de las Nieves
Granada

Josep Ordi-Ros
Servicio de Medicina Interna
Hospital Universitari Vall d'Hebron
Barcelona

Lucio Pallarés
Unidad de Enfermedades
Autoinmunes Sistémicas
Servicio de Medicina Interna
Hospital Son Dureta
Palma de Mallorca

Joan Manuel Plaza
Servicio de Enfermedades
Autoinmunes
Hospital Clínic
Barcelona

Joan Carles Reverter
Servicio de Hemoterapia y Hemostasia
Hospital Clínic
Barcelona

Guillermo Ruiz-Irastorza
Servicio de Medicina Interna
Hospital de Cruces
Barakaldo (Bizkaia)

José Mario Sabio
Unidad de Enfermedades
Autoinmunes Sistémicas
Servicio de Medicina Interna
Hospital Universitario
Virgen de las Nieves
Granada

Prólogo

El síndrome antifosfolipídico (SAF) es uno de los procesos de naturaleza autoinmunitaria más recientemente descritos –acabamos de celebrar el 25 aniversario de su especificación por Graham R. V. Hughes– pero, al mismo tiempo, se ha convertido en una de las entidades que más interés ha recibido, en los últimos años, por parte de la comunidad médica; probablemente, sólo comparable al que ha merecido otra entidad descrita también a principios de la década de 1980, el síndrome de inmunodeficiencia adquirida. Por este motivo, hemos seleccionado el SAF como entidad de estudio en esta segunda monografía de la colección *Avances en enfermedades autoinmunes sistémicas*.

Esta colección, compuesta por diez monografías que mostrarán los avances más destacados en las principales enfermedades autoinmunes sistémicas, es una iniciativa del Servicio de Enfermedades Autoinmunes del Hospital Clínic de Barcelona, el cual, desde su creación en 1995, ha dedicado amplios esfuerzos a la divulgación y a la docencia de estas enfermedades. Cada una de las monografías está realizada por expertos de reconocido prestigio nacional e internacional, integrantes del Grupo de Enfermedades Autoinmunes Sistémicas (GEAS) de la Sociedad Española de Medicina Interna, del European Autoimmunity Standardization Initiative (EASI) y del Fòrum Català de Malalties Autoimmunes (FOCMA). Especialistas de múltiples áreas de la medicina encontrarán aquí las claves para actualizar sus conocimientos en estas enfermedades de expresión tan variada y etiopatogenia compleja, pero cuyo interés está creciendo de forma exponencial en los últimos años.

La monografía *Avances en síndrome antifosfolipídico* comprende diversas actualizaciones en aspectos de especial relevancia para abordar de un modo integral dicha entidad, como son los aspectos etiopatogénicos básicos, las técnicas de laboratorio para detectar los anticuerpos antifosfolipídicos, las manifestaciones clínicas –tanto las más frecuentes y bien conocidas, como las silentes o las propias de la variante catastrófica–, así como las terapias actuales y experimentales para combatir el síndrome.

Los editores y autores de este volumen queremos recordar aquí, y dedicarle nuestro sentido homenaje, al recientemente fallecido Dr. Ronald A. Asherson (quien, entre otros cargos, desempeñaba el de Profesor Visitante en el Servicio de Enfermedades Autoinmunes del Hospital Clínic de Barcelona), que tanto contribuyó al mejor conocimiento de este síndrome (sobre todo en la variante catastrófica) y que impulsó su estudio y divulgación entre los médicos de nuestro país.

Dr. Ricard Cervera
Servicio de Enfermedades Autoinmunes
Hospital Clínic
Equipo de Investigación en Enfermedades Autoinmunes Sistémicas
Institut d'Investigacions Biomèdiques
August Pi i Sunyer (IDIBAPS)
Barcelona

Dr. Guillermo Ruiz-Irastorza
Servicio de Medicina Interna
Hospital de Cruces
Departamento de Medicina
Universidad del País Vasco /
Euskal Herriko Unibertsitatea
Barakaldo (Bizkaia)

Avances en síndrome antifosfolipídico

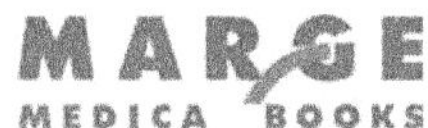

Capítulo 1

Técnicas clásicas y modernas para la determinación de los anticuerpos antifosfolipídicos

J. C. Reverter,[1] J. M. Plaza[2]

[1]Servicio de Hemoterapia y Hemostasia
Hospital Clínic
Barcelona

[2]Servicio de Enfermedades Autoinmunes
Hospital Clínic
Barcelona

Dirección para correspondencia
Hospital Clínic
Dr. J.C. Reverter
reverter@clinic.ub.es

1 Introducción

El síndrome antifosfolipídico se define, clínicamente, por trombosis arteriales y venosas (normalmente, con tendencia a la recurrencia) y por complicaciones obstétricas (usualmente, en forma de abortos de repetición o de pérdidas fetales recurrentes); puede asociar también trombocitopenia, anemia hemolítica, corea, mielitis transversa, enfermedad valvular cardíaca no reumática, livedo reticularis y otras manifestaciones clínicas. Lo que caracteriza al síndrome antifosfolipídico es que, junto a las manifestaciones clínicas, debe estar presente el hallazgo de forma persistente en el laboratorio de los denominados anticuerpos antifosfolipídicos.[1] Éstos constituyen una familia heterogénea de autoanticuerpos que, si bien inicialmente se pensó que estaban dirigidos contra fosfolípidos aniónicos constitutivos de las membranas celulares, posteriormente se ha visto que, en la mayoría de ocasiones, reconocen complejos constituidos por fosfolípidos y proteínas, actuando éstas como cofactores.[2]

Los principales anticuerpos antifosfolipídicos, que son los que tienen relevancia para el diagnóstico del síndrome, son el anticoagulante lúpico y los anticuerpos anticardiolipina y anti-beta-2-glicoproteína I. Estos anticuerpos se emplean para cumplir el criterio de laboratorio requerido para el diagnóstico del síndrome antifosfolipídico.[3] Junto a estos anticuerpos definitorios del síndrome se han descrito otros de características similares a los anticuerpos anticardiolipina que reconocen proteínas unidas a otros fosfolípidos aniónicos,[2] como los anticuerpos antiácido fosfatídico, antifosfatidilinositol o antifosfatidilserina. Además, se han identificado nuevos autoanticuerpos relacionados dirigidos frente a proteínas unidas a fosfolípidos de los cuales los más importantes son los antiprotrombina.[2] Estos últimos junto con los anticuerpos anti-beta-2-glicoproteína se han denominado, también de modo genérico, anticuerpos anticofactor. Por último, se han descrito otros autoanticuerpos presentes en pacientes con síndrome antifosfolipídico,[2] cuyas características biológicas, relaciones con la clínica y posible papel etiopatogénico son mucho menos conocidos. Algunos de ellos están emparentados con los anticuerpos anticofactor, como los antianexina V, los anti-LDL-oxidada, los anticélula endotelial o, los menos conocidos, anticuerpos contra la trombomodulina, contra la proteína C o contra la proteína S.[4]

En este capítulo se revisan los autoanticuerpos que podemos hallar asociados al síndrome antifosfolipídico, centrándonos en los métodos de laboratorio empleados para su identificación.

2   Anticoagulante lúpico

Éste fue el primero de los autoanticuerpos antifosfolipídicos en ser identificado. La primera descripción del mismo se remonta a 1952, cuando Moore y Mohr describieron, en pacientes con lupus eritematoso sistémico, la presencia de resultados falsamente positivos para el test reagínico de la sífilis (VDLR), una prueba basada en la detección de anticuerpos contra la cardiolipina. El mismo año, Conley y Hartmann describieron un peculiar inhibidor de la coagulación en pacientes con lupus eritematoso sistémico que presentaban un alargamiento de la coagulación plasmática, el cual no se corregía con la adición de plasma normal.[5] El término anticoagulante lúpico fue introducido, en 1972, por Feinstein y Rapaport,[6] debido a la frecuente asociación de estos anticoagulantes circulantes con el lupus eritematoso sistémico. Sin embargo, más adelante se pudo comprobar que dichos anticoagulantes solamente actuaban como tales *in vitro,* dado que la presencia de clínica hemorrágica asociada era excepcional. Posteriormente, con la identificación del síndrome antifosfolipídico, se observó que el anticoagulante lúpico se asociaba, paradójicamente, a procesos trombóticos *in vivo.*[1]

El fenómeno anticoagulante lúpico se debe a la acción de determinadas inmunoglobulinas que interfieren *in vitro* con las pruebas coagulométricas dependientes de la presencia de fosfolípidos y provocan su prolongación.[6,7] Los anticuerpos con actividad anticoagulante lúpico constituyen un grupo heterogéneo de autoanticuerpos cuyo mecanismo de acción en las pruebas de laboratorio depende, fundamentalmente, de la inhibición del llamado complejo protrombinasa, constituido por el factor X activado, el factor V activado y fosfolípidos aniónicos en presencia de iones de calcio. A través de su interferencia con la acción del complejo protrombinasa, el anticoagulante lúpico inhibe la conversión de la protrombina en trombina mediada por dicho complejo, con lo que se prolongan las pruebas coagulométricas. Estos anticuerpos con actividad anticoagulante lúpico actúan a través de un mecanismo dependiente de la protrombina o de otros cofactores plasmáticos entre los que se halla la beta-2-glicoproteína I, comportándose como anticuerpos antiproteína unida a fosfolípidos.

2.1   Técnicas de laboratorio

El anticoagulante lúpico se identifica mediante técnicas coagulométricas. Los procedimientos de laboratorio requeridos para su identificación han sido objeto de recomendaciones específicas por parte la Sociedad Internacional de Trombosis y Hemostasia (ISTH), a través de un subcomité designado para esta labor[7,8] (véase la tabla 1). Para la demostración de la presencia de un anticoagulante lúpico se requiere realizar una serie de pasos sucesivos. Así pues, es necesario, como mínimo:

1. Evidenciar la prolongación de, al menos, una prueba de coagulación dependiente de fosfolípidos.
2. Demostrar la presencia de un inhibidor por medio de estudios de mezclas.
3. Confirmar la naturaleza dependiente de fosfolípidos del inhibidor.[7]

Por tanto, para la determinación de un anticoagulante lúpico se realiza primero un cribado,[7] para el cual se recomienda emplear más de una prueba. Las determinaciones más habituales son: el tiempo de tromboplastina parcial activada; el tiempo de tromboplastina parcial activada diluida; el test de inhibición de la tromboplastina tisular diluida; el tiempo de coagulación con caolín (o tiem-

---

- Prolongación de, al menos, una prueba de coagulación dependiente de fosfolípidos

- Evidenciar la presencia de un inhibidor

- Confirmar la naturaleza dependiente de fosfolípidos del inhibidor

- Demostración de no ser un inhibidor específico de un factor de la coagulación

---

Tabla 1.
Pasos requeridos para diagnosticar un anticoagulante lúpico. Recomendaciones del Subcommittee for the Standardization of Lupus Anticoagulants de la ISTH (Sociedad Internacional de Trombosis y Hemostasia).

po de Exner); el test de veneno de víbora de Russell diluido; el tiempo de textarina (a partir de un veneno de serpiente) y el tiempo de veneno de Taipán (a partir de otro veneno de serpiente). En estas pruebas de cribado, el criterio fundamental es obtener una alta sensibilidad. Si alguna de las mencionadas determinaciones está alargada se debe evidenciar la presencia de un inhibidor en experimentos de mezcla.[7,8] Para ello se repite la misma prueba, que estaba alargada en el cribado, pero mezclando el plasma del paciente con plasma normal (en proporción 1:1). Si la adición de plasma no corrige el resultado, ello indica la presencia de un inhibidor plasmático. Finalmente, para confirmar la presencia del anticoagulante lúpico se repite la prueba coagulométrica alterada añadiendo a la muestra un exceso de fosfolípidos procedentes de lisado plaquetario o sintéticos en fase hexagonal. La adición de estos fosfolípidos debe corregir la alteración coagulométrica. Como alternativa a este sistema en tres etapas también se ha introducido, como prueba confirmatoria, el cociente entre el tiempo de textarina y el de ecarina (que emplea otro veneno obtenido de una serpiente), el cual no requiere fosfolípidos. Con estos tres pasos sucesivos (cribado, identificación de inhibidor y confirmación) se logra evidenciar la actividad anticoagulante lúpico, si bien, en algunas ocasiones deberá descartarse, en un cuarto paso, la presencia de un inhibidor específico de un factor de la coagulación.[7]

Se ha intentado definir otros ensayos para determinar el anticoagulante lúpico, como el ASLA *(Activated Seven Lupus Anticoagulant)*[9] que realiza la activación con fosfolípidos diluidos derivados de cerebro y la neutralización con plaquetas. Esta prueba explora la vía extrínseca de la coagulación y parece permitir una alta identificación de positivos (87 %), siendo una parte de ellos (9 %) detectable sólo con ensayos de la vía extrínseca. También se han propuesto modificaciones de los ensayos habituales para aumentar la especificidad, como la reducción de la concentración de $Ca+2$ en el test de veneno de víbora de Russell diluido.

Un rasgo muy importante es que las pruebas coagulométricas requeridas para la determinación del anticoagulante lúpico son muy sensibles a las condiciones preanalíticas y analíticas.[7] El plasma se deteriora con facilidad y la separación de las plaquetas debe ser muy cuidadosa para evitar que sus fosfolípidos interfieran en las pruebas. Por tanto, el proceso de eliminación de las plaquetas debe ser altamente meticuloso, lo cual puede hacerse empleando una doble centrifugación o una microfiltración para separar el plasma, siempre y cuando la muestra vaya a ser congelada antes de procesarse. Los reactantes de fase aguda, como el factor VIII, pueden causar interferencias en las pruebas de cribado, por lo que no se recomienda la determinación del anticoagulante lúpico en la fase aguda de las trombosis.[10] Asimismo, la presencia de heparina no fraccionada, heparina de bajo molecular o de anticoagulantes orales dificulta, o incluso hace imposible, la interpretación de los resultados.[10]

No se dispone de material de referencia internacional normalizado para la determinación del anticoagulante lúpico, si bien los organismos de estandarización están trabajando en su definición. Seguramente, este material será finalmente plasma normal con monoclonales antifosfolipídicos añadidos, lo que permitirá tener una fuente inagotable de alta pureza y con buena estabilidad. Sin embargo, este material a partir de monoclonales no reproduce los anticuerpos hallados en los pacientes que son, muchas veces, una mezcla compleja de autoanticuerpos con distintas actividades.

2.2   *Valoración de los resultados*

El anticoagulante lúpico se valora como positivo/negativo, siendo relevante, en cualquier caso, su determinación como positivo, salvo ante la presencia de artefactos técnicos. Para reducir la variabilidad de las distintas pruebas se ha recomendado el uso en el laboratorio de razones normalizadas (empleando las medias geométricas de los resultados obtenidos en individuos sanos como cociente), pero esto, aunque aumenta la precisión y la especificidad, puede disminuir la sensibilidad.[3] En ocasiones, los resultados se comunican, únicamente, con razón del tiempo de víbora de Russell diluido con y sin adición de fosfolípidos, pero esto es incorrecto porque el laboratorio debería informar siempre de una conclusión positiva/negativa realizando todos los pasos recomendados antes apuntados y empleando varias pruebas de cribado, porque ninguna de ellas aplicada de forma aislada tiene una sensibilidad del 100 %.[7,8,10]

Debido a la variabilidad de reactivos y a diferencias locales en la forma de realización de las pruebas, la concordancia interlaboratorios no es demasiado buena, por lo que un programa de evaluación externa de la calidad sería de gran utilidad.

La importancia clínica del hallazgo del anticoagulante lúpico radica en que su detección es un criterio de laboratorio para el diagnóstico del síndrome antifosfolipídico. Diversos estudios han puesto de manifiesto que los anticuerpos que causan el fenómeno anticoagulante lúpico constituyen el principal factor de riesgo para el desarrollo de fenómenos trombóticos y morbilidad obstétrica, en pacientes que presentan el mencionado síndrome.[3] En la reunión de consenso de Sidney[3] se definieron como los anticuerpos antifosfolipídicos relevantes para constituir el criterio de laboratorio del síndrome: el anticoagulante lúpico y los anticuerpos anti-cardiolipina y anti-beta-2-glicoproteína I, que se comentarán más adelante. En el caso del anticoagulante lúpico, para ser considerado como criterio analítico de síndrome antifosfolipídico, se requiere su identificación, al menos, en dos ocasiones con una separación mínima entre ellas de doce semanas.[3] Asimismo, en dicha reunión se recomendó clasificar en los estudios a los pacientes con el síndrome en subtipos: el I, cuando presenten más de uno de los anticuerpos antifosfolipídicos reconocidos (anticoagulante lúpico, anticuerpos anticardiolipina y anticuerpos anti-beta-2-glicoproteína I); el IIa, si presentan anticoagulante lúpico, solamente; el IIb, si presentan sólo anticuerpos anticardiolipina; y el IIc, si presentan únicamente anticuerpos anti-beta-2-glicoproteína I.

Algunos autores han pretendido definir subtipos de anticoagulante lúpico en función de si se detecta con el tiempo de coagulación con caolín o con el test de veneno de víbora de Russell diluido,[11] considerando de peor pronóstico para trombosis a estos últimos. Sin embargo, esta clasificación se basó en pacientes diagnosticados en un centro, empleando ensayos *in house*, y no se ha reproducido su valor pronóstico por otros grupos.

Un punto aún no resuelto es la titulación o cuantificación del anticoagulante lúpico. Para ello se hace imprescindible disponer de un material de referencia adecuado y valorado. La preparación de estándares empleando anticuerpos monoclonales podría dar un material con posibilidad de emplearse en la cuantificación, si tiene una buena linearidad.

3   Anticuerpos anticardiolipina

Fueron los siguientes anticuerpos antifosfolipídicos identificados tras el anticoagulante lúpico. Los anticuerpos anticardiolipina se determinaron por primera vez en 1983,[12] cuando se intentaba mejorar la estandarización del anticoagulante lúpico. Posteriormente se pudo ver que los anticuerpos anticardiolipina no sólo se presentaban en el síndrome antifosfosfolipídico sino, también, en enfermos con infecciones, con otras enfermedades autoinmunes o asociados al uso de determinados fármacos. El descubrimiento en 1990, realizado simultáneamente por tres grupos independientes,[13-15] de que la unión de los anticuerpos anticardiolipina a su antígeno depende de la presencia de un cofactor plasmático, que fue identificado como la beta-2-glicoproteína I o apolipoproteína H, supuso un gran avance en el conocimiento del síndrome antifosfolipídico. Aparte de definir otro tipo de autoanticuerpos relacionados con el síndrome antifosfolipídico (los anticuerpos anti-beta-2-glicoproteína I), la dependencia de los anticuerpos anticardiolipina de este cofactor ha permitido distinguir dos subpoblaciones de anticuerpos anticardiolipina:[16] los dependientes del cofactor, que se asocian a manifestaciones clínicas del síndrome antifosfolipídico, y los no dependientes, que no suelen asociarse a dichas manifestaciones, sino a infecciones. Más recientemente se ha podido conocer que los anticuerpos anticardiolipina dependientes del cofactor no reconocen, en realidad, a la molécula de cardiolipina, sino que están dirigidos contra un neoepítope que aparece en la molécula de beta-2-glicoproteína I, tras sufrir ésta un cambio conformacional al unirse a la cardiolipina, siendo dicho neoepítope el que se detecta en las pruebas de laboratorio.

3.1   *Técnicas de laboratorio*

Inicialmente, los anticuerpos anticardiolipina se determinaron por radioinmunoensayo.[12] En la actualidad, se evalúan, usualmente, mediante técnicas de enzimoinmunoanálisis (ELISA) (véase la figura 1). La estandarización de los ELISA anticardiolipina ha sido objeto de diversos *workshops* internacionales.[17] En estos ELISA se emplea la cardiolipina como antígeno para la determinación. La cardiolipina se fija, previamente, a los pocillos de la placa[18] en la etapa de adhesión a la superficie *(coating)*. Una característica esencial de los ELISA anticardiolipina es que para su realización debe haber beta-2-glicoproteína I en el medio mientras se realiza el ensayo tanto en la adhesión del antígeno a la superficie, como en las etapas de adhesión del anticuerpo a la cardiolipina. La beta-2-glicoproteína I que se aporta en estos ensayos procede de la adición de la proteína humana purificada o bien proviene de suero bovino adulto o fetal. Los anticuerpos anticardiolipina presentes en las muestras de suero o plasma diluidas se fijan en la cardiolipina adherida; luego se detectan estos anticuerpos con un anticuerpo antiinmunoglobulina humana marcado con un cromógeno, el cual se revelará en la última etapa del ELISA con el empleo de su correspondiente sustrato.

Se han desarrollado también immunoensayos de quimioluminiscencia para la determinación de los anticuerpos anticardiolipina, fijando la cardiolipina con partículas magnéticas y detectando el complejo con anticuerpos antiinmunoglobulina humana usando isoluminol.[19] También se han comercializado ensayos con revelado fluoroenzimático.[19]

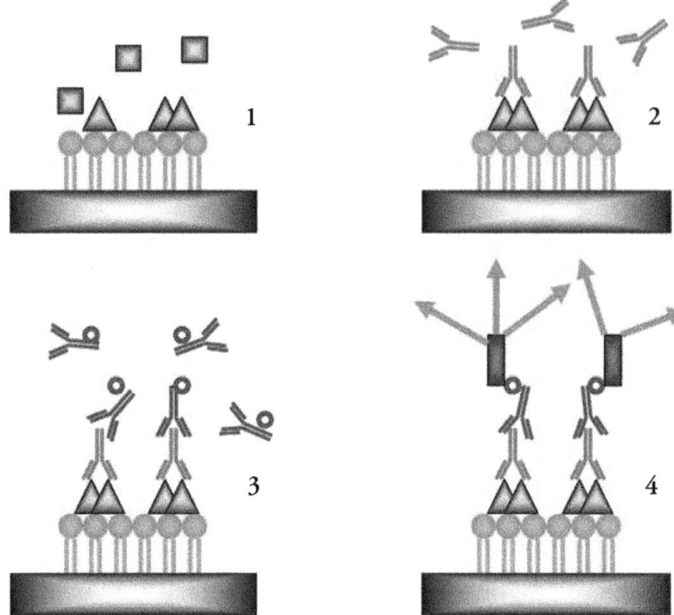

*Figura 1. Esquema de las etapas de un ELISA para determinar los anticuerpos anticardiolipina.
1. La beta-2-glicoproteína I en suspensión (cuadrados azules) se une a la cardiolipina
(micelas verdes) que se ha fijado al plástico del pocillo (rectángulo gris). Al unirse
a la cardiolipina, la beta-2-glicoproteína cambia su estructura (triángulos azules), expone
neoepítopes y se dimeriza. El exceso de beta-2-glicoproteína I se elimina por lavado.
2. Sobre la beta-2-glicoproteína I fijada, modificada y dimerizada se unen los anticuerpos
(en rojo) presentes en las muestras diluidas de suero, procedentes de los pacientes.
El exceso de anticuerpos se elimina por lavado. 3. A los anticuerpos del paciente unidos
a la beta-2-glicoproteína I se unen ahora anticuerpos antiinmunoglobulinas humanas
(en azul), marcados con un fluorocromo (anillo azul). El exceso de anticuerpos se elimina
por lavado. 4. Al fluorocromo se le une luego un sustrato (cuadrados verdes) y estos
complejos emiten luz (flechas verdes) de una longitud de onda conocida que puede
ser detectada y medida.*

Es un requisito esencial que en el ensayo para detectar anticuerpos anticardiolipina deben emplearse calibradores valorados frente a un estándar internacional.[20] El uso de los mismos permite expresar los resultados en unidades GPL *(G phospholipid unit)* (para los de clase IgG) y MPL *(M phospholipid unit)* (para los de clase IgM).[20] Actualmente, se está trabajando en sustituir el actual estándar obtenido de mezclas de plasmas humanos de pacientes por uno nuevo basado en anticuerpos monoclonales.

Los anticuerpos anticardiolipina pueden determinarse también por citometría de flujo.[21] En este tipo de ensayos se emplean partículas de poliestireno recubiertas de fosfolípidos que se incuban con el plasma del enfermo y los anticuerpos fijados se revelan con un anticuerpo antiinmunoglobulina humana marcado con un fluorocromo que, luego, es leído en un citómetro de flujo.[21] Incluso se ha refinado este sistema empleando partículas de dos tamaños diferentes para detectar a la vez anticuerpos anticardiolipina y antifosfatidilserina.[19] Las técnicas de citometría de flujo presentan la ventaja de su rapidez frente al ELISA convencional.

3.2 Valoración de los resultados

Los resultados de los anticuerpos anticardiolipina suelen comunicarse en forma cuantitativa en GPL y MPL; sin embargo, la concordancia entre laboratorios que emplean productos diferentes no es tan buena como cabría esperar; esta situación podría mejorar si dichas unidades se transformaran de modo semicuantitativo.[22]

La importancia clínica de los anticuerpos anticardiolipina va ligada a su empleo en el diagnóstico del síndrome antifosfolipídico, puesto que son uno de los anticuerpos antifosfolipídicos clásicos y su hallazgo forma parte de la definición del criterio de laboratorio junto con el anticoagulante lúpico y los anticuerpos anti-beta-2-glicoproteína I.[3] Para ser aceptados como criterio diagnóstico en el síndrome se requiere que su título sea medio o alto (normalmente, más de 40 GPL o MPL o por encima del percentil 99 de la población general) y que se hayan determinado como positivos, por lo menos, en dos ocasiones con una separación entre ellas de doce semanas. Además, se requiere que el ensayo con que se ha realizado la determinación de los anticuerpos anticardiolpina sea de tipo beta-2-glicoproteína I dependiente.[23]

Los isotipos de anticuerpos anticardiolipina relevantes para el diagnóstico de síndrome antifosfolipídico son los IgG y los IgM.[3] Los de isotipo IgG son los más prevalentes en los pacientes con síndrome antifosfolipídico[3] y, de hecho, se ha supuesto que la subclase IgG2 es la que, predominantemente, se asocia con las manifestaciones clínicas del mismo. Por lo que hace referencia al isotipo IgA, aunque hay un cierto debate sobre su utilidad, el consenso de Sidney reconoce que podría tener cierta utilidad para pronóstico de algunas manifestaciones clínicas específicas en algunas poblaciones (concretamente, en pacientes afroamericanos), pero no lo considera de valor diagnóstico.[3]

4 Anticuerpos anti-beta-2-glicoproteína I

El descubrimiento del papel de la beta-2-glicoproteína I en la acción de los anticuerpos antifosfolipídicos fue un paso esencial para el conocimiento de la fisiopatología del síndrome antifosfolipídico.[13-15] La beta-2-glicoproteína I actúa como cofactor en la unión de los anticuerpos anticardiolipina a la cardiolipina y, actualmente, se considera que estos anticuerpos van dirigidos en realidad contra los neoepítopes de la beta-2-glicoproteína I, originados por su unión a la cardiolipina.[2] Esta característica de dependencia de la beta-2-glicoproteína I no se da en todos los anticuerpos anticardiolipina, pero aquellos que no dependen de la beta-2-glicoproteína I suelen estar asociados a enfermedades infecciosas y no a ser patogénicos de las manifestaciones clínicas del síndrome antifosfolipídico.[16] Por tanto, la especificidad anti-beta-2-glicoproteína I parece que podría identificar el subgrupo de anticuerpos antifosfolipídicos con trascendencia clínica en el síndrome antifosfolipídico.

4.1 Técnicas de laboratorio

La determinación de anticuerpos anti-beta-2-glicoproteína I se realiza por técnicas de ELISA empleando beta-2-glicoproteína I, usualmente, humana, fijada en los pocillos en ausencia de fosfolípidos. Para determinar los anticuerpos, las placas de ELISA deben ser, previamente, irradiadas con rayos gamma con el fin de producir la oxidación de la superficie, aumentando, de este modo, las cargas negativas; dichas placas también pueden ser sometidas a otros procedimientos que incrementen las cargas aniónicas en su superficie. Tras su unión, la beta-2-glicoproteína I sufre cambios conformacionales que originan la exposición de neoepítopes que serán reconocidos por los anticuerpos anti-beta-2-glicoproteína I. Este mecanismo, por el cual se provoca la aparición de neoepítopes en la beta-2-glicoproteína I por su unión a superficies aniónicas en el ensayo, es similar a lo que ocurre tras la unión de la beta-2-glicoproteína I a la cardiolipina en la determinación de los anticuerpos anticardiolipina.[18] Además de los cambios conformacionales (referidos para la determinación de anticuerpos anti-beta-2-glicoproteína I) parece ser imprescindible el hecho de conseguir una densidad suficiente del antígeno en la placa y se ha podido demostrar que es esencial la unión bivalente.

Se ha recomendado[3] seguir unas indicaciones consensuadas para el desarrollo de la técnica analítica.[24] Sin embargo, hasta el momento no existen materiales de referencia adecuadamente estandarizados para la determinación de los anticuerpos anti-beta-2-glicoproteína I.

4.2   *Valoración de los resultados*

Al no existir un material de referencia validado en el diagnóstico del síndrome antifosfolipídico, las recomendaciones de consenso consideran un resultado positivo, solamente, cuando se supere el percentil 99 de la población general.[3] Algunos fabricantes de reactivos han incluido unidades arbitrarias en sus pruebas y han aplicado el nivel de positividad del análisis a determinado valor de las mismas. Debido a las diferencias que se detectan con el empleo de los distintos reactivos comerciales y el frecuente uso que se ha hecho de técnicas *in house* en muchos laboratorios, es poco satisfactoria la comparación de resultados entre laboratorios.

La prevalencia de los anticuerpos anti-beta-2-glicoproteína I en pacientes con síndrome antifosfolipídico oscila alrededor del 50 %,[25] correlacionándose bastante bien con los anticuerpos anticardiolipina. Los pacientes con síndrome antifosfolipídico y anticuerpos anti-beta-2-glicoproteína I presentan un riesgo aumentado de presentar trombosis.[25] Inicialmente, se consideró que los anticuerpos anti-beta-2-glicoproteína I podían diferenciar los anticuerpos anticardiolipina no patogénicos (los anti-beta-2-glicoproteína I negativos) de los potencialmente patogénicos (los anti-beta-2-glicoproteína I positivos) y se consideraron como un segundo paso tras la obtención de un resultado positivo para los anticuerpos anticardiolipina. Posteriormente, estos anticuerpos anti-beta-2-glicoproteína I han pasado a tener entidad propia en el diagnóstico del síndrome antifosfolipídico y han adquirido el mismo valor independiente que los anticuerpos anticardiolipina, al satisfacer por sí mismos el criterio de laboratorio requerido para el diagnóstico del síndrome (es decir, cuando son positivos en una prueba analítica, ajustada a las recomendaciones,[24] en dos ocasiones, separadas entre ellas por un mínimo de doce semanas).[3]

Recientemente, se ha promovido la discusión de si los anticuerpos anti-beta-2-glicoproteína I podrían reemplazar por completo a los anticuerpos anticardiolipina en el diagnóstico del síndrome antifosfolipídico. Hasta ahora este concepto no ha sido plenamente admitido[26] ni en los consensos ni en el subcomité correspondiente de la ISTH, y se continúa recomendando mantener la determinación de los anticuerpos anticardiolipina como criterio diagnóstico.[3]

5 Anticuerpos frente a fosfolípidos distintos de la cardiolipina

Además del anticoagulante lúpico, de los anticuerpos anticardiolipina y de los anticuerpos anti-beta-2-glicoproteína I, se han identificado también otros autoanticuerpos dirigidos frente a fosfolípidos aniónicos (o frente a proteínas unidas a fosfolípidos) diferentes de la cardiolipina.[2] Los principales son los anticuerpos antifosfatidilserina, los antiácido fosfatídico, los antifosfatidilinositol y los antifosfatidilglicerol.[2] Muchos de estos anticuerpos, frente a fosfolípidos distintos de la cardiolipina, tienen a la beta-2-glicoproteína I como cofactor, del mismo modo que sucede con los anticuerpos anticardolipina. Sin embargo, algunos de estos anticuerpos frente a fosfolípidos distintos de la cardiolipina son anticuerpos antifosfolipídicos puros, ya que no precisan de la presencia de ninguna proteína para unirse a los fosfolípidos. Algunos de estos anticuerpos se han identificado a partir del plasma de pacientes con clínica trombótica u obstétrica pero con determinación de anticoagulante lúpico, de anticuerpos anticardiolipina y de anticuerpos anti-beta-2-glicoproteína I negativos.

También se han descrito anticuerpos frente a la fosfatidiletanolamina, un fosfolípido no aniónico, que parece unirse de forma preferente a los complejos formados por la fosfatidiletanolamina y ciertas proteínas del complejo de contacto de la coagulación plasmática, como la precalicreína, el quininógeno de alto peso molecular o el factor XI.

5.1 Técnicas de laboratorio

Los anticuerpos frente a fosfolípidos aniónicos diferentes de la cardiolipina se pueden detectar de forma individualizada mediante técnicas de ELISA, al igual que los anticuerpos antifosfatidiletanolamina. Estos ELISA acostumbran a emplear suero bovino en las incubaciones, el cual aporta beta-2-glicoproteína I.

En los últimos años, se ha introducido en el laboratorio un ensayo para la evaluación conjunta de algunos de estos anticuerpos frente a fosfolípidos aniónicos y de otros con actividad anticardiolipina. Se trata de una prueba que emplea para la unión a los anticuerpos del paciente una mezcla compleja de fosfolípidos, cuya composición no ha sido revelada completamente, si bien sabemos que en ella se encuentran distintos fosfolípidos aniónicos.[27] Este ensayo, realizado por el método de ELISA, se denomina «anticuerpos aPhL». Se ha sugerido que esta prueba podría tener cabida en la práctica clínica habitual como una evolución de la determinación de los anticuerpos anticardiolipina, pero con mayor especificidad para identificar los anticuerpos antifosfolipídicos clínicamente relevantes, diferenciándolos de los no patogénicos.[27]

No hay materiales de referencia internacionales para ninguno de estos ensayos ni la metodología ha sido estandarizada.

5.2 Valoración de los resultados

Los ensayos para la determinación de estos anticuerpos están poco estandarizados y no han conocido una gran difusión. Por ello no se conoce con certeza su reproducibilidad interlaboratorios, pero parece ser poco satisfactoria.

La prevalencia de los anticuerpos frente a fosfolípidos aniónicos diferentes a la cardiolipina es de alrededor del 30 % en pacientes con lupus eritematoso sistémico. Estos anticuerpos muestran, en general, una buena correlación con la presencia de los anticuerpos antifosfolipídicos clásicos, aunque no siempre sucede. La postura diagnóstica o terapéutica que debe adoptarse frente a la positividad de alguno de estos autoanticuerpos en ausencia de anticuerpos anticardiolipina y de anticoagulante lúpico no está bien definida. Algunos autores han asociado estos anticuerpos a trombosis y a accidentes vasculares cerebrales y se ha descrito que estos anticuerpos pueden ser positivos en un 10 % de mujeres con abortos o pérdidas fetales en las que resulta negativa la determinación de los anticuerpos anticardiolipina.[28] La determinación de los anticuerpos frente a fosfolípidos aniónicos diferentes a la cardiolipina no se realiza de forma rutinaria en la práctica clínica habitual porque resultan caros y no se conoce su importancia en la valoración del paciente. Hasta el momento no se ha demostrado la utilidad clínica de la determinación de los anticuerpos antifosfatidiletanolamina. La determinación de los anticuerpos aPhL, de confirmarse una mayor especificidad para los anticuerpos patogénicos, tiene, potencialmente, las mismas indicaciones que la de los anticuerpos anticardiolipina.[27]

6   Anticuerpos antiprotrombina

Fueron detectados por primera vez en 1983[29] en dos pacientes con anticoagulante lúpico e hipoprotrombinemia. Posteriormente, en pacientes con anticoagulante lúpico pero sin hipoprotrombinemia se pudo demostrar por inmunoelectroforesis cruzada la especificidad antiprotrombina de algunos de los anticuerpos identificados. Inicialmente, se dio mucha importancia a los anticuerpos antiprotrombina por considerarlos posibles causantes del fenómeno anticoagulante lúpico, tal y como se identificó mediante experimentos de inhibición. Sin embargo, actualmente, se ha podido comprobar que la mayoría de los anticoagulantes lúpicos presentan una combinación de anticuerpos con especificidad anti-beta-2-glicoproteína I y antiprotrombina.

6.1   Técnicas de laboratorio

Los anticuerpos antiprotrombina se determinan mediante técnicas de ELISA.[29] Para su realización se emplea protrombina humana purificada, como el antígeno fijado en el fondo de los micropocillos de las placas. Al igual que ocurre en la técnica de ELISA para la detección de los anticuerpos anti-beta-2-glicoproteína I, el plástico de las placas de los pocillos debe ser tratado, usualmente por irradiación con rayos gamma, con el fin de aumentar sus cargas negativas y facilitar la adecuada unión del antígeno a la placa. En la fase de adhesión del antígeno a los pocillos, también se pueden emplear los complejos de protrombina con fosfatidilserina en lugar de la irradiación. Se supone que su unión con las superficies de carga negativa o con fosfolípidos aniónicos produce neoepítopes en la protrombina que serían los reconocidos por los anticuerpos antiprotrombina. De este modo, la fijación de la protrombina a estas superficies aniónicas hace que pueda ser identificada por los autoanticuerpos, los cuales, sin embargo, no se unen a la protrombina en fase líquida.

La determinación de los anticuerpos antiprotrombina carece de recomendaciones consensuadas sobre la metodología y no se dispone de materiales de referencia adecuados.

6.2   Valoración de los resultados

Debido a la falta de calibradores y a las numerosas diferencias técnicas entre laboratorios, la comparabilidad entre ellos es difícil. Los anticuerpos antiprotrombina parecen ser los más prevalentes de los anticuerpos anticofactor, llegando a verse en algunas series hasta en el 90 % de los pacientes. La prevalencia de los anticuerpos antiprotrombina en pacientes con anticoagulante lúpico es de un 55 %, mientras que en los pacientes con síndrome antifosfolipídico y anticoagulante lúpico asciende al 70 %.[29] La mayoría de autores no han encontrado relación de los anticuerpos antiprotrombina con las trombosis.[4] Sin embargo, es de señalar que los anticuerpos antiprotrombina se han descrito asociados con cardiopatía isquémica o con trombosis venosa profunda[30] en pacientes sin enfermedad inmunológica conocida ni otros anticuerpos antifosfolipídicos. Actualmente, la utilidad clínica de los anticuerpos antiprotrombina está aún por determinar.

7 Anticuerpos antianexina V

La anexina V es una proteína que tiene gran afinidad por los fosfolípidos aniónicos. En condiciones fisiológicas la anexina V actúa como un anticoagulante natural desplazando a los factores de la coagulación de las superficies fosfolipídicas protrombóticas. La localización normal de la anexina V son los tejidos placentarios y el endotelio vascular. En pacientes con síndrome antifosfolipídico se han detectado anticuerpos dirigidos contra la anexina V.[31] Asimismo, se ha descrito que los anticuerpos antifosfolipídicos podrían reducir los niveles de anexina V en la superficie de las células trofoblásticas y del endotelio vascular, dando lugar a un estado protrombótico en la placenta, lo que puede conducir a su trombosis y abocar a muerte fetal.

7.1 Técnicas de laboratorio

Los anticuerpos antianexina V se determinan por ELISA, empleando placas irradiadas para incrementar la cantidad de cargas negativas en la superficie,[31] al igual que se realiza en la determinación de los anticuerpos anti-beta-2-glicoproteína I. Como antígeno se utiliza anexina V humana purificada.

No hay materiales de referencia para este ensayo ni su metodología ha sido estandarizada.

7.2 Valoración de los resultados

Aunque no se determinan con frecuencia en la práctica clínica, los anticuerpos antianexina V se han detectado en el 19 % de pacientes con lupus eritematoso sistémico y se ha comunicado que podrían asociarse a una mayor frecuencia de trombosis arteriales y venosas. Sin embargo, estos autoanticuerpos se han asociado con mayor frecuencia a las manifestaciones clínicas obstétricas del síndrome.

8   Anticuerpos frente a componentes del sistema de la proteína C

La interferencia de los anticuerpos antifosfolipídicos en el sistema de la proteína C, uno de los principales sistemas inhibidores de la coagulación *in vivo*, es uno de los mecanismos presuntamente implicado en la aparición de trombosis en el síndrome antifosfolipídico. Varios de los componentes del sistema de la proteína C, especialmente la trombomodulina, la proteína C y la proteína S, pueden comportarse como cofactores de los anticuerpos antifosfolipídicos. En los pacientes con síndrome antifosfolipídico se han descrito anticuerpos contra la trombomodulina, contra la proteína C y contra la proteína S.[2]

8.1   *Técnicas de laboratorio*

La metodología que se emplea para la detección de los anticuerpos frente a componentes del sistema de la proteína C es, habitualmente, la técnica de ELISA.

Ninguno de estos ELISA para los anticuerpos antifosfolipídicos frente a componentes del sistema de la proteína C ha sido estandarizado en consenso ni existen materiales de referencia adecuados.

8.2   *Valoración de los resultados*

Al no haber una adecuada estandarización no hay una buena comparabilidad entre los laboratorios. Actualmente, se desconoce la trascendencia clínica del hallazgo de estos autoanticuerpos en pacientes con síndrome antifosfolipídico. La determinación de estos autoanticuerpos está limitada al ámbito experimental o de investigación.

9   Anticuerpos anti-LDL oxidada

Las lipoproteínas de baja densidad (LDL) pueden sufrir procesos de oxidación *in vivo*. Esta oxidación supone la aparición de neoepítopes antigénicos que, al parecer, pueden ser reconocidos por ciertos autoanticuerpos llamados anti-LDL-oxida-da.[32] Se ha postulado que las alteraciones del metabolismo oxidativo podrían incre-mentar la formación de LDL-oxidada, desencadenando la formación de anticuer-pos antifosfolipídicos. Los anticuerpos anti-LDL-oxidada se encuentran con cierta frecuencia en los pacientes con síndrome antifosfolipídico y reconocen un comple-jo formado por fosfolípidos y una proteína unida, la apolipoproteína B, de la mo-lécula de LDL.

9.1   Técnicas de laboratorio

Los anticuerpos anti-LDL-oxidada se determinan habitualmente en el laboratorio mediante un método de ELISA,[32] aunque también puede realizarse por quimiolu-miniscencia. Su realización es más compleja que los ELISA habituales para los otros anticuerpos antifosfolipídicos porque se precisa separar y purificar primero las LDL y oxidarlas *in vitro*. La finalidad de este paso es hacer que expresen los ne-oepítopes requeridos antes de proceder a su adhesión en la placa de micropocillos y realizar el ensayo de ELISA. La relativa complejidad de este paso inicial es respon-sable de que el número de laboratorios que realizan este ensayo sea limitado.

No hay un consenso en su estandarización ni materiales de referencia adecuados.

9.2   Valoración de los resultados

No hay buena comparabilidad de los resultados entre laboratorios por la falta de una adecuada estandarización. Los anticuerpos anti-LDL-oxidada se encuentran con frecuencia en los pacientes con lupus eritematoso sistémico y en un 25 % de los pacientes con síndrome antifosfolipídico. Se ha asociado la presencia de anti-cuerpos anti-LDL-oxidada con una mayor prevalencia de trombosis arteriales en estos pacientes. La determinación de anticuerpos anti-LDL-oxidada no es un en-sayo habitual en el seguimiento de los pacientes con síndrome antifosfolipídico.

10   Anticuerpos anticélula endotelial

En pacientes con síndrome antifosfolipídico se han identificado algunos autoanti-cuerpos dirigidos frente a las células endoteliales. Estos autoanticuerpos constituyen una familia heterogénea de anticuerpos, dirigidos contra distintos componentes de la pared endotelial normal o alterada que pueden estar relacionados con los anticuerpos antifosfolipídicos.[33]

10.1   Técnicas de laboratorio

Para su detección se han empleado modificaciones de la técnica de ELISA en micropocillos. El método descrito, inicialmente, para la determinación de estos anticuerpos es el cultivo de las células endoteliales en placas de micropocillos y, manteniéndolas vivas, se incuba sobre ellas el plasma diluido de los pacientes.[33,34] Posteriormente, los anticuerpos que hayan quedado adheridos a las células en cultivo se revelan con un anticuerpo antiinmunoglobulina humana marcado con un cromógeno. Las células en cultivo pueden tener su origen en un cordón umbilical, lo que supondrá cultivar células de la macrovasculatura, o en células endoteliales obtenidas de vasos de la grasa abdominal, con lo que se cultivarán células de la microvasculatura.[34] Las mayores dificultades metodológicas de la determinación de los anticuerpos anticélula endotelial por este método se deben a la frecuencia de uniones inespecíficas y a la escasa reproducibilidad entre pocillos por tratarse de células vivas. Ello obliga a emplear numerosos controles negativos intraensayo y a realizar múltiples replicados de cada muestra. Con el fin de disminuir alguna de estas dificultades se ha intentado emplear células de cordón umbilical fijadas y luego adheridas a las placas de micropocillo,[35] en vez de células vivas en cultivo, con lo que se mejora la reproducibilidad entre pocillos.

No existe ningún consenso para la estandarización de estas determinaciones ni hay materiales de referencia internacionales.

10.2   Valoración de los resultados

No se conoce la importancia real de los anticuerpos anticélula endotelial en clínica. Estos anticuerpos se han descrito en el 67 % de los pacientes con trombosis relacionadas con la presencia de anticuerpos antifosfolipídicos,[33] pero esta relación de los anticuerpos anticélula endotelial con la clínica varía si el origen de estas células endoteliales es de la macrovasculatura o de la microvasculatura.[34] Actualmente, la determinación de los anticuerpos anticélula endotelial está limitada al contexto de la investigación clínica.

BIBLIOGRAFÍA

1. Khamashta MA, Hughes GRV. Antiphospholipid antibodies and antiphospholipid syndrome. Curr Opin Rheumatol 1995; 7: 389-94.

2. Roubey RAS. Immunology of the antiphospholipid antibody syndrome. Arthritis Rheum 1996; 39: 1444-454.

3. Miyakis S, Lockshin MD, Atsumi T *et al.* International consensus statement on an update of the classification criteria for definite antiphospholipid syndrome (APS). J Thromb Haemost 2006; 4: 295-306.

4. Pengo V, Biasiolo A, Brocco T *et al.* Autoantibodies to phospholipid-binding plasma proteins in patients with thrombosis and phospholipid-reactive antibodies. Thromb Haemost 1996; 75: 721-24.

5. Conley CL, Hartman RC. Hemorrhagic disorder caused by circulating anticoagulants in patients with disseminated lupus erythematosus. J Clin Invest 1952; 150: 621-22.

6. Feinstein DI, Rapaport SI. Acquired inhibitors of blood coagulation. Haemostas Thromb 1972; 1: 75-95.

7. Brandt JT, Triplett DA, Alving B *et al.* Criteria for the diagnosis of lupus anticoagulant: an update. Thromb Haemost 1995; 74: 1185-190.

8. Exner T, Triplett DA, Taberner D *et al.* Guidelines for testing and revised criteria for lupus anticoagulants. SSC Subcommittee for the Standardization of Lupus Anticoagulants. Thromb Heamost 1991; 65: 320-22.

9. Moore GW, Smith MD, Patel Y *et al.* The Activated Seven Lupus Anticoagulant (ASLA) assay: a new test for lupus anticoagulants (LAs). Evidence that some LAs are detectable only in extrinsic pathway-based assays. Blood Coagul Fibrinolysis 2002; 13: 261-69.

10. Tripodi A. Testing for lupus anticoagulants: all that a clinician should know. Lupus 2009; 18: 291-98.

11. Galli M, Finazzi G, Norbis F *et al.* The risk of thrombosis in patients with lupus anticoagulants is predicted by their specific coagulation profile. Thromb Haemost 1999; 81: 695-700.

12. Harris EN, Gharavi AE, Boey M *et al.* Anticardiolipin antibodies: detection by radioimmunoassay and association with thrombosis in systemic lupus erythematosus. Lancet 1983; ii: 1211-214.

13. McNeil HP, Simpson RJ, Chesterman CN *et al.* Antiphospholipid antibodies are directed against a complex antigen that includes a lipid-binding inhibitor of coagulation: b2-glycoprotein I (apolipoprotein H). Proc Natl Acad Sc USA 1990; 87: 4120-124.

14. Galli M, Comfurius P, Maassen C *et al.* Anticardiolipin antibodies (ACA) directed not to cardiolipin but to a plasma protein cofactor. Lancet 1990; 335: 1544-547.

15. Matsuura E, Igarashi Y, Fujimoto M *et al.* Anticardiolipin cofactor(s) and differential diagnosis of autoimmune disease. Lancet 1990; 336: 177-78.

16. Forastiero RR, Martinuzzo ME, Kordich LC *et al.* Reactivity to b2-glycoprotein I clearly differentiates anticardiolipin antibodies from antiphospholipid syndrome and syphilis. Thromb Haemost 1996; 75: 717-20.

17. Pierangeli SS, Stewart M, Silva LK *et al.* Report of an anticardiolipin wet workshop during the VIIth International Symposium on Antiphospholipid Antbodies. J Rheumatol 1998; 25: 156-62.

18. Matsuura E, Igarashi Y, Yasuda T *et al.* Anticardiolipin antibodies recognize b2-glycoprotein I structure altered by interacting with an oxygen-modified solid phase surface. J Exp Med 1994; 179: 457-62.

19. Andreoli L, Rizzini S, Allegri F *et al.* Are the current attempts at standardization of antiphospholipid antibodies still useful? Emerging technologies signal a shift in direction. Semin Thromb Hemost 2008; 34: 356-60.

20. Harris EN, Gharavi AE, Patel S *et al.* Evaluation of the anticardiolipin antibody test. Clin Exper Immunol 1987; 68: 215-22.

21. Stewart MW, Gordon PA, Etches WS *et al.* Binding of cardiolipin to polystyrene beads: vidence for a lamelar phase orientation. Br J Haematol 1995; 90: 900-05.

22. Harris EN. The second international anticardiolipin standardization workshop/ the Kingston Antiphospholipid Antibody Study (KAPS) group. Am J Clin Pathol 1990; 94: 476-84.

23. Wilson WA, Gharavi AE, Koike T *et al.* International consensus statement on preliminary classification for definite antiphospholipid syndrome. Arthritis Rheum 1999; 42: 1309-311.

24. Reber G, Tincani A, Sanmarco M *et al.* Proposals for the measurement of anti-beta2-glycoprotein I antibodies. Standardization group of the European Forum on Antiphospholipid Antibodies. J Thromb Haemost 2004; 2: 1860-862.

25. Teixidó M, Font J, Reverter JC *et al.* Anti-b2-glycoprotein I antibodies: a useful marker for the antiphospholipid syndrome. Br J Rheumatol 1997; 36: 113-16.

26. Favaloro EJ, Wong RC. Laboratory testing and identification of antiphospholipid antibodies and the antiphospholipid syndrome: a potpourri of problems, a compilation of possible solutions. Semin Thromb Hemost 2008; 34: 389-410.

27. Merkel PA, Chang Y, Pierangeli SS *et al.* Comparison between standard anticardiolipin antibody test and a new phospholipid test in patients with a variety of connective tissue diseases. J Rheumatol 1999; 26: 591-96.

28. Yetman DL, Kutteh WH. Antiphospholipid antibody panels and recu-

rrent pregnancy loss: prevalence of anti-cardiolipin antibodies compared with other antiphospholipid antibodies. Fertil Steril 1996; 66: 540-46.

29. Arvieux J, Darnige L, Caron C *et al.* Development of an ELISA for autoantibodies to prothrombin showing their prevalence in patients with lupus anticoagulants. Thromb Haemost 1995; 74: 1120-125.

30. Palosuo T, Virtamo J, Haukka J *et al.* High antibody levels to prothrombin imply a risk of deep venous thrombosis and pulmonary embolism in middle-aged men. Thromb Haemost 1997; 78: 1178-182.

31. Matsuda J, Saitoh N, Gohchi K *et al.* Anti-annexin antibody V antibody in systemic lupus erythematosus patients with lupus anticoagulant and/or anticardiolipin antibody. Am J Hematol 1994; 47: 56-8.

32. Amengual O, Atsumi T, Khamashta MA *et al.* Autoantibodies against oxidized low-density lipoprotein in antiphospholipid syndrome. Br J Rheumatol 1997; 36: 964-68.

33. Cervera R, Khamashta MA, Font J *et al.* Antiendothelial cell antibodies in patients with the antiphospholipid syndrome. Autoimmunity 1991; 11: 1-6.

34. Cervera R, Navarro M, López-Soto A *et al.* Antibodies to endothelial cells in Behçet's disease: Cell-binding heterogeneity and association with clinical activity. Ann Rheum Dis 1994; 53: 265-67.

35. Navarro M, Cervera R, Font J *et al.* Anti-endothelial cells antibodies in systemic autoimmune diseases: prevalence and clinical significance. Lupus 1997; 6: 521-26.

Capítulo 2

Mecanismos de acción de los anticuerpos antifosfolipídicos

G. Espinosa,[1] J. A. Gómez-Puerta[2]

[1]Servicio de Enfermedades Autoinmunes
Hospital Clínic
Barcelona

[2]Servicio de Reumatología
Hospital Clínic
Barcelona

Dirección para correspondencia
Hospital Clínic
Dr. Gerard Espinosa
gespino@clinic.ub.es

1 Introducción

A pesar de la evidente relación entre los anticuerpos antifosfolipídicos (AAF) y el desarrollo de trombosis, el papel patogénico de éstos en la aparición de las manifestaciones clínicas del síndrome antifosfolipídico (SAF) no está bien establecido. Un punto importante es el mecanismo de inducción y formación de estos AAF. En este sentido, la homología molecular entre los AAF y determinados péptidos bacterianos o víricos podrían explicar, en parte, la generación de los AAF.[1]

Las dianas sobre las que los AAF actúan, provocando su efecto patogénico, pueden ser variadas.[2] En primer lugar, es bien conocida la interacción de los AAF sobre determinadas proteínas que actúan en los procesos de hemostasia en los que están involucrados los fosfolípidos, tanto a nivel de la coagulación plasmática como al de la fibrinolisis. Ello provocaría un desequilibrio y la tendencia protrombótica que caracteriza el SAF. En segundo lugar, pueden actuar también sobre elementos celulares. En concreto, se ha descrito el efecto de los AAF sobre las células endoteliales, los monocitos y las plaquetas.[3] Sobre los dos primeros, los AAF dan lugar a la expresión de factor tisular, principal activador *in vivo* de la coagulación plasmática. En este sentido, el conocimiento ha avanzado de manera importante a nivel de la identificación de los receptores de membrana de los AAF en cada una de estas células. También se han realizado avances importantes en los procesos de activación intracelular en las células endoteliales y los monocitos.[4] Es decir, se han empezado a describir las vías de activación en estos tipos celulares.

Todos estos mecanismos patogénicos habían planteado el SAF como una entidad protrombótica en la que no existía respuesta inflamatoria. Hoy en día, este concepto está cambiando, dado el papel que la activación del complemento tendría no sólo en las manifestaciones obstétricas, sino también en las trombosis.[3] En el mismo sentido, existen evidencias de un sustrato inflamatorio con un aumento en las concentraciones plasmáticas de citocinas inflamatorias.[5] Ello podría expli-

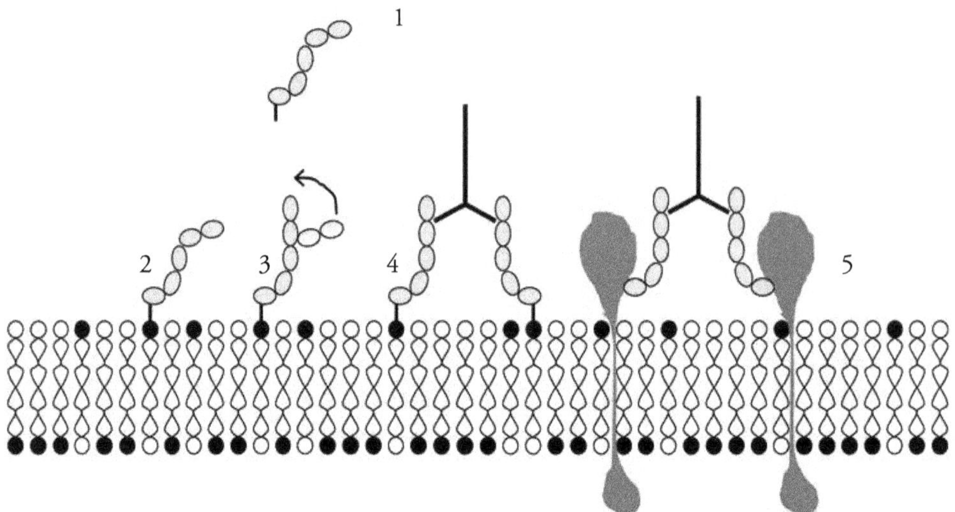

*Figura 1. Mecanismos de unión de la molécula de β$_2$GPI a los fosfolípidos de carga negativa
y a los anticuerpos antifosfolipídicos. 1. Molécula de β$_2$GPI circulante en el plasma
formada por los cinco dominios. 2. Unión de la molécula de β$_2$GPI a los fosfolípidos
de carga negativa (marcados en negro). 3. Al realizarse esta unión la molécula de β$_2$GPI
sufre un cambio conformacional que deja expuestos unos epítopos crípticos.
4. Los anticuerpos antifosfolipídicos se unen a estos epítopos crípticos. Además, la molécula
de β$_2$GPI se dimeriza (se une a otra molécula de β$_2$GPI) y ello hace que la unión
con el anticuerpo antifosfolipídico dé lugar a un complejo estable. 5. Finalmente,
el complejo resultante formado por el anticuerpo antifosfolipídico, dirigido frente al dímero
de β$_2$GPI, es capaz de unirse a diferentes receptores celulares (TLR4, apoER2', LRP8)
e iniciar el proceso de activación celular.*

car algunas de las manifestaciones clínicas que se han relacionado con el SAF y
que no son, primariamente, trombóticas como la capilaritis pulmonar.

Finalmente, también existen evidencias del papel que las micropartículas podrían jugar en la patogenia del SAF. Si bien se han relacionado con otras enfermedades autoinmunes, como el lupus eritematoso sistémico (LES) o la esclerosis sistémica, empiezan a haber datos en pacientes con AAF y SAF.[1]

En general, la heterogeneidad de las manifestaciones clínicas de los pacientes
con SAF hace pensar que, en realidad, no existe un solo mecanismo patogénico,
sino que las posibles dianas de los AAF son, también, múltiples. El conocimiento
de estos nuevos procesos patogénicos puede identificar nuevas dianas terapéuticas
y, por tanto, mejorar el tratamiento de estos pacientes.

2 Inducción de los anticuerpos antifosfolipídicos

2.1 Infección y anticuerpos antifosfolipídicos

Los AAF están dirigidos, en realidad, contra un complejo formado por fosfolípidos de carga negativa de la membrana celular, unidos a una proteína o cofactor. Se han descrito varios tipos de estas proteínas (protrombina, anexina V, proteína C, proteína S) pero la más importante es la β_2-glicoproteína I (β_2GPI). De esta manera, sólo los AAF con elevada afinidad para la β_2GPI son patogénicos.[6]

Existe un consenso general acerca de que las enfermedades autoinmunes tienen una etiología multifactorial y dependen tanto de factores genéticos como de factores ambientales. Muchas infecciones pueden acompañarse de la elevación de AAF y algunas, incluso, de manifestaciones clínicas de SAF.[7] Las infecciones cutáneas, la infección por el virus de la inmunodeficiencia humana, las neumonías, las infecciones por virus de la hepatitis C y las infecciones urinarias constituyen las infecciones más frecuentes como factores desencadenantes de SAF. En el caso del SAF catastrófico, los factores desencadenantes son cada vez más reconocidos.[8] Entre éstos se incluyen la cirugía (mayor o menor), la suspensión de la anticoagulación, las neoplasias y el más importante y frecuente de ellos, las infecciones, que han sido identificadas hasta en el 24 % de los pacientes. Estas infecciones incluyen las respiratorias (10 %); las cutáneas, incluyendo las úlceras de miembros inferiores (4 %); las infecciones urinarias (4 %); las del tracto digestivo (2 %), y la sepsis (1 %).[9]

En general, los agentes bacterianos o los virus pueden inducir enfermedades autoinmunes por múltiples mecanismos. En condiciones normales, el sistema inmunitario reconoce y tolera a una serie de moléculas que conforman el organismo. Sin embargo, dentro de los principales antígenos reconocidos en las infecciones bacterianas, virales y parasitarias existen proteínas, con una secuencia o una conformación similar a las moléculas del huésped. La similitud antigénica entre las secuencias de cadenas de aminoácidos o la conformación estructural entre los antígenos de los agentes infecciosos y los tejidos del huésped puede activar una respuesta contra las regiones específicas que se comparten. Esta respuesta anormal a dichos antígenos se conoce como fenómeno de *mimetismo molecular.*[10] Como resultado, se pierde la autotolerancia a los antígenos propios y se inicia una respuesta inmunológica específica para cada patógeno que genera una reacción cruzada contra las estructuras del huésped. Finalmente, causa daño tisular y enfermedad. El papel del mimetismo molecular en la patogénesis de las enfermedades autoinmunes se ha demostrado en modelos animales como la encefalomielitis alérgica, la miocarditis experimental y la uveítis-queratitis experimental autoinmune.

En el campo del SAF, también se ha descrito este fenómeno de mimetismo molecular entre patógenos microbianos comunes y la molécula de β_2GPI. Ésta puede ser una de las principales causas de la inducción de AAF y de desarrollo del SAF.[11] En este sentido, se han descrito similitudes entre secuencias de aminoácidos o péptidos de la molécula de β_2GPI y los que conforman la estructura de varios agentes patógenos como *Haemophilus influenzae, Neisseria gonorrhoeae* o el toxoide tetánico.[12] Una de estas secuencias de aminoácidos es el hexapéptido TLRVYK. En un estudio se vacunó a ratones con estos agentes microbianos que comparten homología estructural con el hexapéptido citado. A continuación se identificaron los anticuerpos IgG murinos específicos anti-TLRVYK y, posteriormente, fueron infundidos a ratones no inmunizados. Éstos desarrollaron un cuadro muy similar al SAF con trombocitopenia, alargamiento del tiempo de cefalina y pérdidas fetales. En otros estudios, la producción de AAF se indujo al inmunizar a ratones con péptidos sintéticos con una estructura similar a la región de la β_2GPI de unión al fosfolípido. En este caso, estos péptidos tenían una gran homología con estructuras de varios patógenos, como el citomegalovirus, el adenovirus humano tipo 2 o el *Bacillus subtilis*.[13]

El mimetismo molecular puede ser uno de los mecanismos por los que se rompe la tolerancia inmunológica y se generan respuestas autoinmunes, aunque la sola presencia de los virus o bacterias no necesariamente produce enfermedad. Un SAF «completo» sólo aparecerá si existe, además, una determinada predisposición genética.[10]

2.2 *Otros agentes ambientales (fármacos y neoplasias) y anticuerpos antifosfolipídicos*

La aparición de AAF se ha relacionado con algunos fármacos como la procainamida, así como con antibióticos, antiepilépticos o fenotiazinas, sobre todo la clorpromazina.[14] En algunos de los casos descritos, el desarrollo de estos AAF vino acompañado de manifestaciones clínicas trombóticas, en otros casos, incluso, de SAF catastrófico.

Es bien conocido el aumento de riesgo de trombosis que presentan los pacientes con neoplasias. De hecho, las neoplasias se han relacionado con la aparición de los AAF. En general, existen diversos estudios epidemiológicos que han puesto de manifiesto esta asociación, tanto en el sentido de un aumento de los AAF en pacientes oncológicos (sobre todo, con neoplasias hematológicas o síndromes linfoproliferativos) como de un incremento de neoplasias en pacientes con AAF.[15] Sin embargo, no está tan clara la relación de estos AAF con las manifestaciones clínicas trombóticas. En este sentido, se desconoce si los AAF son un fenómeno secundario a la neoplasia o bien contribuyen, directamente, al desarrollo de trombosis en estos pacientes.

El mecanismo por el que los pacientes con neoplasias desarrollan AAF es desconocido. Se ha postulado que una deficiente apoptosis daría lugar a la exposición de fosfatidilserina en el exterior de la membrana celular. Existirían auto-anticuerpos que serían capaces de reconocer en la superficie de estas células apoptóticas, epítopes que incluirían complejos de fosfolípidos como el citado y la propia β_2GPI.

2.3 Predisposición genética y anticuerpos antifosfolipídicos

Como hemos comentado anteriormente, el SAF sólo aparecerá si existe, además, una determinada predisposición genética. La producción de AAF se ha relacionado con los genes del sistema HLA de clase II, de manera que conferirían una mayor susceptibilidad para la producción de AAF.[16] Además se ha comprobado que el reconocimiento de péptidos unidos a moléculas HLA de clase II por parte de las células T es necesario para la generación de AAF. En este sentido, se ha constatado un aumento de las frecuencias de HLA-DRB1*04, DRB1*07 (0701), DRB1*1302, DR53, DQB1*0301 (DQ7), *0302, y *0303 en pacientes con SAF. Por otra parte, algunos polimorfismos en los genes HLA-DMA y DMB (HLA-DMA*0102) que intervienen en el proceso de presentación antigénica se han relacionado con la generación de AAF.

También se han intentado asociar los polimorfismos de la β_2GPI, como el alelo Val247, con un aumento de la susceptibilidad para desarrollar SAF. Sin embargo, los resultados son contradictorios. Mientras algún grupo ha descrito una elevada frecuencia de anticuerpos anti-β_2GPI en relación con la presencia de este alelo, otros grupos no han confirmado esta asociación.[16]

Probablemente, en un individuo con una predisposición genética, la exposición a uno o más agentes ambientales, como las infecciones, puede provocar por el fenómeno de mimetismo molecular, la producción de AAF y, en último término, inducirá el desarrollo de trombosis y pérdidas fetales.

2.4 *Anticuerpos antifosfolipídicos como anticuerpos naturales*

Los AAF se han descrito hasta en el 2 % de individuos jóvenes y hasta en el 12 % de los de edad avanzada. Hoy en día se sabe que existen anticuerpos naturales que desempeñan funciones reguladoras en el sistema inmunitario. Sin embargo, bajo ciertas condiciones como la existencia de estrés oxidativo se pueden convertir en patógenos. Es posible que los AAF pudiesen pertenecer a este grupo de anticuerpos y no ser formas patológicas *per se,* pero que bajo determinadas condiciones, como el estrés oxidativo, pudiesen perder sus funciones normales e inducir respuesta autoinmune.[17]

3   Mecanismos patogénicos de los anticuerpos antifosfolipídicos

La β_2GPI es una proteína altamente glicosilada de cadena simple que está presente en el plasma sin una función fisiológica determinada. Posee un peso molecular de 45 kDa y su molécula está formada por cinco estructuras idénticas o dominios. Se le ha asignado una función anticoagulante natural, si bien el genotipo deficiente en β_2GPI no muestra un fenotipo trombótico.

Tiene la capacidad de unirse a los fosfolípidos de carga negativa de la membrana celular como la cardiolipina, la fosfatidilserina o el fosfatidilinositol. Se han descrito varios posibles puntos de unión entre los fosfolípidos y la β_2GPI, pero el más reconocido estaría localizado en el primer dominio. Previa a esta unión, los fosfolípidos se han de exponer al exterior de la membrana celular, lo que sucede cuando la célula se activa. Una vez unida a los fosfolípidos, la β_2GPI cambia su estructura y expone un epítopo críptico que posee una alta afinidad para diferentes anticuerpos. En el proceso de unión a estos anticuerpos, la β_2GPI se dimeriza, es decir, se une a otra molécula de β_2GPI y el producto resultante estabiliza la unión con el anticuerpo[2] (véase la figura 1).

El complejo integrado por los fosfolípidos aniónicos, las dos moléculas de β_2GPI y el anticuerpo es capaz de interactuar con una serie de reacciones hemostáticas y de receptores celulares (véase la figura 2). Diversos modelos animales inmunizados con el cofactor β_2GPI han desarrollado manifestaciones clínicas de SAF, que incluyen las pérdidas fetales, la trombocitopenia, trastornos neurológicos y cambios en el comportamiento.

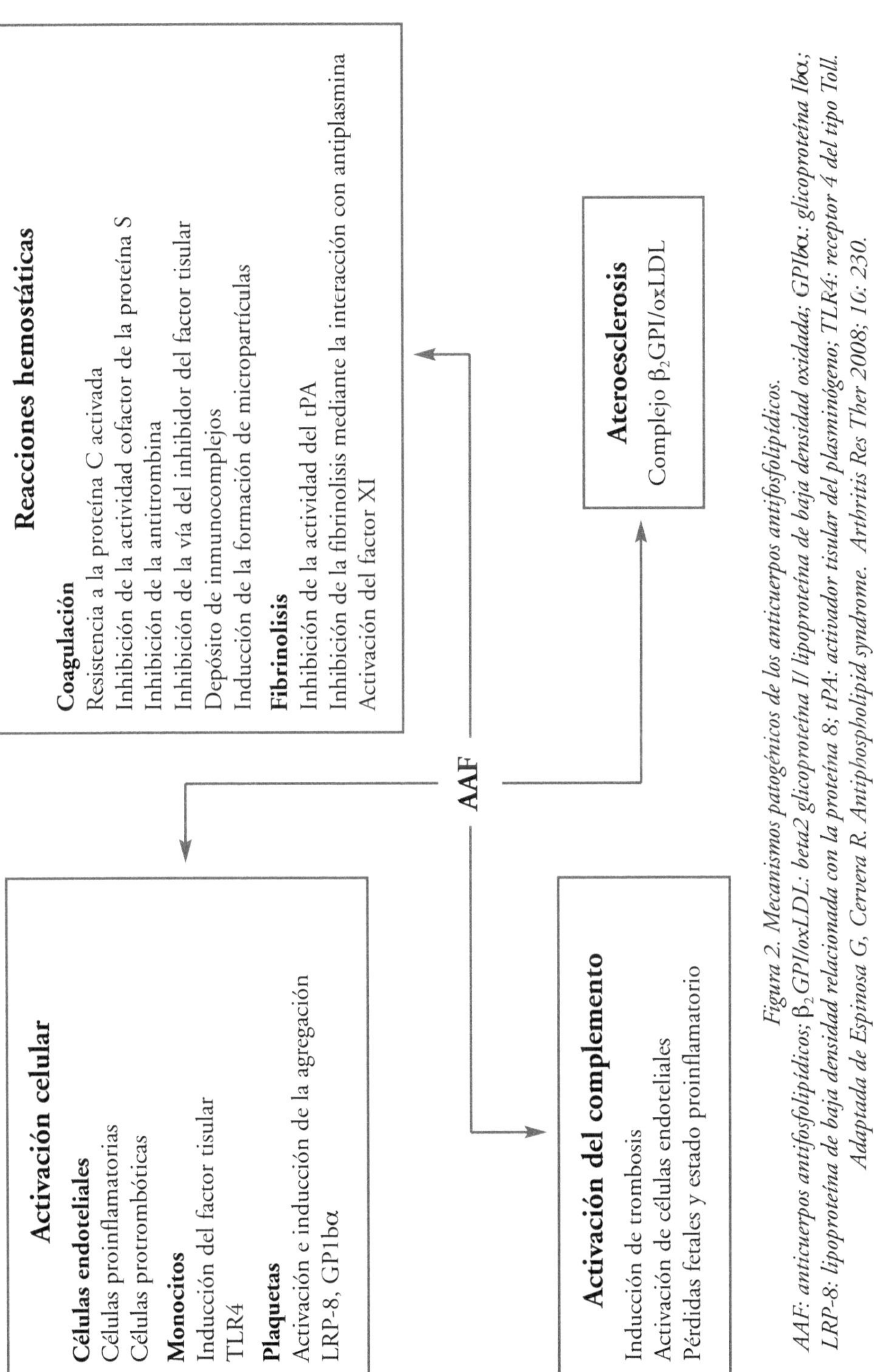

Figura 2. Mecanismos patogénicos de los anticuerpos antifosfolipídicos.

AAF: anticuerpos antifosfolipídicos; β₂GPI/oxLDL: beta2 glicoproteína I/ lipoproteína de baja densidad oxidada; GPIbα: glicoproteína Ibα; LRP-8: lipoproteína de baja densidad relacionada con la proteína 8; tPA: activador tisular del plasminógeno; TLR4: receptor 4 del tipo Toll. Adaptada de Espinosa G, Cervera R. Antiphospholipid syndrome. Arthritis Res Ther 2008; 10: 230.

3.1   Interacción con los procesos de la hemostasia

Los AAF interfieren con las reacciones procoagulantes y anticoagulantes de la
hemostasia a través de varios mecanismos. En primer lugar, presentan una reacción cruzada a proteínas ancladas a la membrana, interaccionan en los procesos
proteína-proteína e inhiben la llegada de otras proteínas a la membrana fosfoli-
pídica.

De forma más concreta, los AAF presentan un potencial trombótico importante. Se ha demostrado que inhiben reacciones en la cascada de la coagulación,
catalizados por fosfolípidos con carga negativa. Además, interfieren en las
reacciones entre éstos y los activadores antigénicos a nivel de las plaquetas, células endoteliales y componentes de la cascada de la coagulación. Pueden afectar a la activación del factor X; la conversión de la protrombina en su forma activa, la trombina; en la activación de la proteína C, y la inactivación del factor
V activado.[3]

A nivel de las plaquetas, los AAF pueden afectar la síntesis de tromboxano (lo
que inhibe, a su vez, la síntesis de prostaciclina) y modulan el metabolismo del
ácido araquidónico. A nivel de las células endoteliales, regulan la expresión de moléculas de adhesión, la producción de factores tisulares como la endotelina 1 y la
secreción de citocinas proinflamatorias.

Otros mecanismos propuestos serían: la neutralización del efecto anticoagulante natural de la β_2GPI; el aumento de la captación de la LDL oxidada, que es vital
para el proceso aterotrombótico, o la interacción de los AAF con la anexina V (proteína I anticoagulante placentaria). Esta última actúa como tromborreguladora al
impedir la unión de la β_2GPI con los fosfolípidos de la membrana. Su disminución debida a la acción de los AAF favorecería los eventos trombóticos. Sobre todo
se ha relacionado con las manifestaciones obstétricas del SAF, en forma de insuficiencia placentaria, como resultado de la oclusión de los vasos placentarios, infartos y vasculopatía de las arterias espirales. Al inicio del embarazo se altera el desarrollo del trofoblasto, que es incapaz de establecer una efectiva circulación
fetoplacentaria, y en etapas tardías hay un daño de la vasculatura uteroplacentaria
con porosidad en la membrana vasculosincitial que permite el ingreso de autoanticuerpos de isotipo IgG.[3]

Finalmente, los AAF pueden interferir en la fibrinolisis, como lo indica el aumento plasmático de las concentraciones del inhibidor tipo 1 del activador tisular
del plasminógeno (PAI-1). La trombina, el activador tisular del plasminógeno y la
proteína C activada que participan en la hemostasia pertenecen a la superfamilia

de las serín proteasas. De forma reciente se ha demostrado que algunos anticuerpos anticardiolipina (ACL) se unen a dominios homólogos catalíticos de estas serín proteasas, lo que sugiere que pueden reconocer un epítopo compartido entre la β_2GPI y el dominio homólogo de diversas serín preoteasas.[18]

3.2 Interacción con los elementos celulares

El complejo β_2GPI-AAF es capaz de unirse a diversas células como células endoteliales, monocitos y plaquetas. Se ha sugerido que la anexina A2, un potente receptor fibrinolítico, sería el receptor de la β_2GPI en las células endoteliales. La anexina A2 es capaz de unirse a monómeros de β_2GPI, sin que requiera de la presencia de los anticuerpos anti-β_2GPI.

3.2.1 Células endoteliales

Dado que la anexina A2 es una proteína unida a membrana sin un dominio transmembrana, no puede trasmitir señales a través de ésta. Por esta razón se cree que deben participar otros receptores para que tenga lugar la activación de las células endoteliales. En este sentido, existe evidencia acerca de que los receptores tipo Toll (*Toll-like receptor*, TLRs) participan en la activación endotelial por el complejo β_2GPI-AAF. Estos receptores son una familia de proteínas trasmembrana de tipo I que forman parte del sistema inmunitario innato.

Los ligandos naturales de estos TLRs son estructuras comunes de microorganismos y se ha especulado que la β_2GPI puede interactuar con estos TLRs. De esta manera, se podría explicar una interacción entre los complejos β_2GPI-AAF y los TLRs mediante reacción cruzada. En este sentido, se ha demostrado en modelos *in vitro* que la activación de las células endoteliales en el SAF está mediada por el TLR4, que da lugar a un estado protrombótico (mediante la regulación del factor tisular) y un estado proinflamatorio (a través de la síntesis y secreción de moléculas de adhesión y citocinas proinflamatorias).[19] Además, se ha demostrado la participación en este proceso de activación intracelular de la vía del factor nuclear $\kappa\beta$ (NF-$\kappa\beta$) y la vía de la proteín kinasa, activada mediante la fosfoliración del mitógeno p38 (p38MAPK). De forma reciente, se ha demostrado también la participación en la activación de estas células endoteliales de las moléculas MyD88 y TRAF6, las cuales dependen de los TLR4.[20]

Como ya hemos comentado, esta activación de las células endoteliales tendrá como consecuencia la generación de un estado procoagulante y proinflamatorio a través de la producción de citocinas y moléculas de adhesión.

Estudios recientes sugieren que estos procesos también ocurren *in vivo*. Así, se han detectado marcadores que regulan la activación de las células endoteliales en pacientes con valvulopatía asociada al SAF y concentraciones plasmáticas elevadas de receptores solubles de moléculas de adhesión tipo 1 en pacientes con SAF primario y SAF asociado a LES que han sufrido trombosis recurrente.

3.2.2   *Monocitos*

Los monocitos también son activados por el complejo β_2GPI-AAF. La activación de los monocitos se ha relacionado con un aumento de la expresión del factor tisular en el SAF. En este caso, son varias las señales intracelulares que participan en la activación de los monocitos por parte de los complejos β_2GPI-AAF. Así, López-Pedrera *et al.*[21] sugieren la participación simultánea de la vía del NF-$\kappa\beta$/Rel, de la p38MAPK y la MEK-1/ERK. A nivel de los receptores de membrana en los monocitos, Sorice *et al.*[22] han demostrado la existencia de una interacción entre la β_2GPI, la anexina A2 y los TLR4 en las balsas lipídicas de las membranas plasmáticas de los monocitos humanos. Además, han confirmado el papel de las señales dependientes del NF-$\kappa\beta$ con los TLR4 e IRAK, de forma similar a lo que ocurre en las células endoteliales.

3.2.3   *Plaquetas*

La activación de las plaquetas está mediada, al menos, por dos tipos de receptores: los LDL (también conocidos como apolipoproteína E receptor 2' [ApoER2']), relacionados con la proteína-8 (LRP-8), y los receptores de adhesión plaquetaria glicoproteína Ibα (GPIbα).[23] De todas maneras, no se sabe por qué son necesarios dos receptores diferentes para la activación plaquetaria por el complejo β_2GPI-AAF. En cualquier caso, y en presencia de dosis suficientes de trombina, el complejo β_2GPI-AAF es capaz de inducir la producción de tromboxano B_2, sobre todo por la activación de la p38MAPK y, posteriormente, por la fosforilación de la fosfolipasa A2 del citoplasma.[4]

La distribución heterogénea de las manifestaciones trombóticas en el SAF se puede explicar por la distribución generalizada de los receptores de membrana que participan en estos procesos de activación celular.

3.2.4 Células trofoblásticas

No todas las placentas de mujeres con AAF y pérdidas fetales muestran signos de trombosis o infartos. Este hecho conduce a la hipótesis de que los AAF pueden tener un efecto directo sobre el trofoblasto placentario. En este sentido, se han demostrado efectos *in vitro* de los AAF sobre los trofoblastos. De forma específica, los AAF interfieren en la unión del trofoblasto, reducen su proliferación, invasión y liberación de la gonadrotropina coriónica humana y aumentan la apoptosis. Además, se ha demostrado la expresión de la β_2GPI en las membranas celulares del trofoblasto, lo que explica el tropismo placentario de los AAF. La interacción entre los AAF y las células trofoblásticas induce un estado proinflamatorio con secreción de citocinas y activación del complemento.[24] Como consecuencia, el proceso inflamatorio mediado por los AAF puede inducir defectos placentarios sin evidencia de trombosis.

3.3 Activación del complemento

El sistema de complemento se ha relacionado con el desarrollo de trombosis y pérdidas fetales en el SAF.[25] De hecho, el papel del complemento se relacionaría con un proceso más inflamatorio, que no trombótico. Los dominios antigénicos de los AAF pueden activar la cascada del complemento, unirse a receptores Fcγ o ambas cosas. De esta manera, activan diferentes tipos celulares e inducen daño tisular, incluyendo los leucocitos y las plaquetas. Estudios murinos de inducción de pérdidas fetales mediante AAF han demostrado que las fracciones C3 y C5 del complemento son cruciales como mediadores del daño tisular. En este sentido, modelos murinos deficientes para los mecanismos reguladores del complemento presentan pérdidas fetales intrauterinas rodeadas de células inflamatorias y productos de degradación del complemento. Dichos estudios sugieren que una activación no controlada del complemento conduce a pérdidas fetales, incluso sin la presencia de los AAF.

También se ha demostrado que fracciones activadas del complemento poseen capacidad por sí mismas para activar células inflamatorias y endoteliales, ya sea de forma directa a través del C5b-9 (complejo de ataque de membrana) o a través de receptores de C5 activado. Además, las células endoteliales pueden liberar factor tisular como respuesta a la activación de C5. En este sentido, Pierangeli *et al.*[26] han demostrado que la activación del complemento tiene dos efectos directos sobre los AAF: inducción de trombosis y activación de células endoteliales. Por su parte, Oku *et al.* [27] demostraron que la hipocomplementemia es un hallazgo habitual en pacientes con SAF primario, lo que puede ser el reflejo de una correlación entre la activación y consumo del complemento con la actividad anticoagulante. De esta información se puede deducir que los AAF activan monocitos y macrófagos mediante anafilotoxinas derivadas de la activación del complemento.

Se han realizado diversos estudios con modelos *in vivo* que han relacionado la patología placentaria del SAF con la activación del complemento.[28] Dichos estudios han demostrado que los complejos β_2GPI-AAF se unen de forma preferencial a la placenta, con la consiguiente activación de la vía clásica del complemento. Una vez iniciada la cascada del complemento, las fracciones activadas de C5 y C3 promueven el reclutamiento y la activación de los neutrófilos, los monocitos, las plaquetas y se liberan una serie de mediadores de la inflamación que incluyen el factor tisular, radicales oxidativos, enzimas proteolíticas y citocinas como el TNFα y factores del complemento. Este ambiente proinflamatorio aumenta el estrés oxidativo, lo que provoca daño trofoblástico y, finalmente, pérdidas fetales. En modelos murinos, al bloquear la cascada de complemento con un anticuerpo monoclonal contra el inhibidor de la convertasa C3 (Crry-Ig) o con péptidos que antagonizan los receptores de C5 activado se ha logrado revertir las pérdidas fetales y el bajo peso. Por otra parte, ratones deficientes de las fracciones C3, C5 o C5 activado no presentan pérdidas fetales tras la inmunización con AAF.[28]

3.4   Respuesta inflamatoria en el síndrome antifosfolipídico

Existen suficientes evidencias que apoyan la presencia de un ambiente proinflamatorio en el SAF.[5] Como ya hemos comentado anteriormente, los AAF inducen una respuesta endotelial proinflamatoria, caracterizada por la presencia de moléculas de adhesión (VCAM 1 y E-selectina), de citocinas proinflamatorias (interleucina-1 e interleucina 6) y favorecen la síntesis y secreción de quimocinas. Todas las fracciones de la IgG de la β_2GPI dependientes de AAF en sueros de pacientes o de anticuerpos monoclonales anti-β_2GPI han mostrado capacidad de inducir un fenotipo proadherente mediado por las moléculas de adhesión (E-selectina, ICAM-1 y VCAM 1) aumentando la síntesis y secreción de citocinas proinflamatorias *in vitro*. Además, se ha demostrado un aumento de leucocitos de adhesión, los cuales activan el endotelio. Teniendo en cuenta que los leucocitos son una fuente importante de factor tisular, esta respuesta inflamatoria podría jugar un papel fundamental en la patogenia del SAF. No obstante no suelen encontrarse signos inflamatorios en la pared vascular de los pacientes con SAF. De hecho, se requiere de la ausencia de inflamación vascular para el diagnóstico de SAF.[29] Actualmente, no se conoce en su totalidad el papel de la respuesta inflamatoria en el SAF.

3.5 *Aterosclerosis y síndrome antifosfolipídico*

La relación entre los AAF y el desarrollo de aterosclerosis no está bien establecida. Hoy en día se considera la aterosclerosis como una enfermedad de naturaleza autoinmune e inflamatoria. La disfunción endotelial se puede producir por diversos factores como la hipertensión arterial, la hiperglicemia o el hábito tabáquico. Estos factores junto a un aumento de la LDL circulante darán lugar a inflamación vascular y, secundariamente, a la expresión de moléculas de adhesión que atraerán células inflamatorias, como son los monocitos o linfocitos que van a migrar a la íntima. Los monocitos inician en la íntima un proceso inflamatorio y las células T liberan citocinas (IFN-γ, TNF, IL-4, PDGF) que activan las células endoteliales y las células musculares lisas, promoviendo la fibrosis, la producción de matriz extracelular y la proliferación de las células musculares.

En este proceso aterogénico, la oxidación de la LDL es un paso importante en el proceso aterogénico. La LDL circulante (protegida de la oxidación por agentes antioxidantes, como las vitaminas E y C) atraviesa el endotelio y resulta expuesta al estrés oxidativo en el subendotelio. La LDL oxidada (oxLDL) es un elemento clave en el proceso de la aterosclerosis, como lo demuestra el hecho de que se encuentra en las placas de arteriosclerosis. Los productos de la oxidación de la LDL son citotóxicos para las células endoteliales, quimiotácticos para monocitos y linfocitos T y proinflamatorios con la liberación de citocinas. Además, la oxLDL es la forma en que la LDL es fagocitada por los macrófagos a través de dos tipos de receptores: los *scavenger* y los Fcγ. El macrófago con gran cantidad de oxLDL dará lugar a la célula espumosa, origen de la estría grasa y germen por tanto de la lesión aterosclerótica.

En este proceso de internalización de la oxLDL en los macrófagos interviene decisivamente la β_2GPI.[30] Ésta no se une a la LDL nativa o no oxidada. En cambio, sí es capaz de reconocer y unirse a la oxLDL a través de unos ligandos lipídicos que se forman durante la oxidación de ésta. Bajo unas condiciones adecuadas de temperatura y tiempo, los complejos oxLDL/β_2GPI se hacen más estables.

In vitro, se ha demostrado que la unión de la β_2GPI a la oxLDL impide la absorción por parte del macrófago de estos complejos. La presencia de estos últimos se ha detectado en pacientes con enfermedades autoinmunes como la artritis reumatoide, LES y el propio SAF, así como en pacientes con lesiones de arteriosclerosis; sin embargo, no se han podido relacionar con la actividad clínica del LES ni con manifestaciones del SAF. Probablemente, su formación se relacione con el estado inflamatorio crónico o el estrés oxidativo de estas entidades. Por otra parte, estos complejos son inmunogénicos con la aparición de anticuerpos de isotipo IgG dirigidos frente a estos complejos. Si bien se han descrito en pacientes con enfermedades autoinmunes o inflamatorias crónicas como diabetes o insuficiencia renal crónica, en el ámbito de las enfermedades autoinmunes, estos anticuerpos IgG dirigidos contra estos complejos sólo se han encontrado en pacientes con LES y SAF. Estos anticuerpos son muy importantes, ya que producen un incremento de la absorción de los complejos por parte del macrófago.[31]

Por tanto, la oxLDL es absorbida por el macrófago a través de su unión con el receptor *scavenger*. Estos receptores no tienen mecanismo regulador, de manera que el exceso de oxLDL dará lugar a la formación de células espumosas. La β_2GPI inhibe parcialmente esta unión. Los anticuerpos IgG anti-β_2GPI se unen a los complejos oxLDL/β_2GPI que son internalizados en los macrófagos, en este caso, a través de los receptores Fcγ. Estos anticuerpos anti-oxLDL/β_2GPI forman dímeros con las moléculas de β_2GPI y los grandes complejos inmunes generados podrían ser fagocitados por el macrófago.

Existe una relación evidente entre estos anticuerpos IgG anti-oxLDL/β_2GPI y los AAF de pacientes con SAF. Así, la especificidad para las manifestaciones tromboticas del SAF entre estos tipos de anticuerpos es superior al 90 % y mejor que la de los ACL. Es decir, los AAF son capaces de promover la absorción de los complejos oxLDL/β_2GPI por parte de los macrófagos, iniciando el proceso aterogénico. Además, estos anticuerpos se han podido relacionar con el tipo de estructura vascular afectada por el fenómeno trombótico, de manera que los niveles más elevados correspondieron a pacientes con SAF y trombosis arterial, aunque cabe destacar que existe cierta discordancia entre los diferentes estudios.[32]

Por otra parte, existen una serie de mecanismos antioxidantes que serían protectores como el llevado a cabo por la HDL. Ésta actuaría en tres grados al reducir los niveles de moléculas de adhesión, disminuir la oxidación de LDL a través de su enzima paraoxonasa (PON) y eliminar el colesterol de las células espumosas a través de la Apo A1. La HDL y la actividad de la PON se han estudiado en pacientes con SAF, aunque ha recibido menor atención. En este sentido, se ha podido demostrar que la actividad del PON estaba disminuida en pacientes con SAF primario y que, en ellos, sólo los anticuerpos anti-β_2GPI de isotipo IgG se relacionaron con la disminución de la actividad del enzima. También se ha demostrado la presencia de anticuerpos antiHDL y anti Apo A1 en pacientes con LES, pero también en pacientes con SAF primario, lo cual podría explicar el proceso aterosclerótico por disminución de la actividad antioxidante del enzima PON.[33]

Estos hallazgos a nivel experimental no tienen la misma traducción a nivel clínico. En los estudios en que se ha medido la presencia de aterosclerosis, sobre todo, con la medición del grosor íntima-media (GIM) y la presencia de placas de aterosclerosis a nivel carotideo, las conclusiones son discordantes. En primer lugar, existen estudios en los que no se ha podido determinar un aumento de estos marcadores clínicos de aterosclerosis en pacientes con SAF primario respecto a controles sanos o pacientes con LES. Al contrario, otros estudios han demostrado un aumento del GIM en pacientes con SAF, sobre todo en aquellos que superan los cuarenta años. Esta discordancia en los resultados puede ser debida al diferente número de pacientes incluidos en los estudios, las diferencias metodológicas a la hora de medir y valorar el GIM y la variada selección de pacientes y controles.[34]

La existencia de esta relación entre los AAF y el proceso aterogénico es muy importante a nivel terapéutico. Hoy en día, se considera que, además del tratamiento anticoagulante, el control de los factores de riesgo vascular es esencial en el manejo de los pacientes con SAF.

3.6 Micropartículas y síndrome antifosfolipídico

Las micropartículas son estructuras subcelulares activas desde el punto de vista funcional y pueden representar un elemento importante en la patogenia de las enfermedades inflamatorias. Se forman en procesos de activación o muerte celular a partir de la propia membrana de la célula y aparecen en la sangre y en otros líquidos biológicos. Hoy en día, se sabe que intervienen en la regulación de la respuesta inflamatoria, activan la coagulación y están implicadas en los procesos de apoptosis y proliferación celular.

Se han descrito un número importante de micropartículas en situaciones inflamatorias sistémicas como la sepsis o la esclerosis múltiple y se han postulado como marcadores de alteración endotelial en los síndromes coronarios agudos y las vasculitis.

Durante los procesos de activación o apoptosis, la simetría de la membrana celular se pierde; la fosfatidilserina pasa del lado interno al externo de esta membrana. Por ello, las micropartículas expresan fosfolípidos de carga negativa, así como antígenos de superficie característicos de la célula de la cual se originan.

En el campo del SAF, el nivel de micropartículas a partir de células endoteliales en pacientes con AL se ha encontrado elevado respecto al de personas sanas. Además, este nivel se encuentra, específicamente, más elevado en los pacientes con trombosis.[35] Sin embargo, otro estudio no ha encontrado asociación entre el nivel de las micropartículas circulantes en el plasma de pacientes con LES y la actividad de la enfermedad ni con la presencia de AAF.[36] Por tanto, el papel protrombótico de estas micropartículas endoteliales en la patogenia del SAF es aún controvertido.

BIBLIOGRAFÍA

1. Espinosa G, Cervera R. Antiphospholipid syndrome. Arthritis Res Ther 2008; 10: 230.

2. Urbanus RT, Derksen RH, de Groot PG. Current insight into diagnostics and pathophysiology of the antiphospolipid syndrome. Blood Rev 2008; 22: 93-105.

3. Salmon JE, de Groot PG. Pathogenic role of antiphospholipid antibodies. Lupus 2008; 17: 405-11.

4. Vega-Ostertag ME, Pierangeli SS. Mechanisms of aPL-mediated thrombosis: effects of aPL on endothelium and platelets. Curr Rheumatol Rep 2007; 9: 190-97.

5. Meroni PL, Raschi E, Testoni C *et al.* Antiphospholipid antibodies and the endothelium. Rheum Dis Clin North Am 2001; 27: 587-602.

6. Galli M, Borrelli G, Jacobsen EM *et al.* Clinical significance of different antiphospholipid antibodies in the WAPS (warfarin in the antiphospholipid syndrome) study. Blood 2007; 110: 1178-183.

7. Cervera R, Asherson RA, Acevedo ML *et al.* Antiphospholipid syndrome associated with infections: clinical and microbiological characteristics of 100 patients. Ann Rheum Dis 2004; 63: 1312-317.

8. Ortega-Hernández OD, Agmon-Levin N, Blank M *et al.* The physiopathology of the catastrophic anti-phospholipid (Asherson's) syndrome: Compelling evidence. J Autoimmun 2009; 32: 1-6.

9. Cervera R, Bucciarelli S, Espinosa G *et al.* Catastrophic antiphospholipid syndrome: lessons from the «CAPS Registry»—a tribute to the late Josep Font. Ann N Y Acad Sci 2007; 1108: 448-56.

10. Sherer Y, Blank M, Shoenfeld Y. Antiphospholipid syndrome (APS): where does it come from? Best Pract Res Clin Rheumatol 2007; 21: 1071-078.

11. Sene D, Piette JC, Cacoub P. Antiphospholipid antibodies, antiphospholipid syndrome and infections. Autoimmun Rev 2008; 7: 272-77.

12. Blank M, Krause I, Fridkin M *et al.* Bacterial induction of autoantibodies to beta2-glycoprotein-I accounts for the infectious etiology of antiphospholipid syndrome. J Clin Invest 2002; 109: 797-804.

13. Gharavi AE, Pierangeli SS, Espinola RG *et al.* Antiphospholipid antibodies induced in mice by immunization with a cytomegalovirus-derived peptide cause thrombosis and activation of endothelial cells in vivo. Arthritis Rheum 2002; 46: 545-52.

14. Levy Y, Almog O, Gorshtein A *et al.* The environment and antiphospholipid syndrome. Lupus 2006; 15: 784-90.

15. Reinstein E, Shoenfeld Y. Antiphospholipid syndrome and cancer.

Clin Rev Allergy Immunol 2007; 32: 184-87.

16. Uthman I, Khamashta M. Ethnic and geographical variation in antiphospholipid (Hughes) syndrome. Ann Rheum Dis 2005; 64: 1671-676.

17. McIntyre JA, Wagenknecht DR, Faulk WP. Redox-reactive autoantibodies: detection and physiological relevance. Autoimmun Rev 2006; 5: 76-83.

18. Lin WS, Chen PC, Yang CD *et al.* Some antiphospholipid antibodies recognize conformational epitopes shared by beta2-glycoprotein I and the homologous catalytic domains of several serine proteases. Arthritis Rheum 2007; 56: 1638-647.

19. Pierangeli SS, Vega-Ostertag ME, Raschi E *et al.* Toll-like receptor and antiphospholipid mediated thrombosis: *in vivo* studies. Ann Rheum Dis 2007; 66: 1327-333.

20. Raschi E, Testoni C, Bosisio D *et al.* Role of the MyD88 transduction signaling pathway in endothelial activation by antiphospholipid antibodies. Blood 2003; 101: 3495-500.

21. López-Pedrera C, Buendía P, Cuadrado MJ *et al.* Antiphospholipid antibodies from patients with the antiphospholipid syndrome induce monocyte tissue factor expression through the simultaneous activation of NF-kappaB/Rel proteins via the p38 mitogen-activated protein kinase pathway, and of the MEK-1/ERK pathway. Arthritis Rheum 2006; 54: 301-11.

22. Sorice M, Longo A, Capozzi A *et al.* Anti-beta-2-glycoprotein I antibodies induce monocyte release of tumor necrosis factor alpha and tissue factor by signal transduction pathways involving lipid rafts. Arthritis Rheum 2007; 56: 2687-697.

23. Pennings MT, Derksen RH, van Lummel M *et al.* Platelet adhesion to dimeric beta-glycoprotein I under conditions of flow is mediated by at least two receptors: glycoprotein Ibalpha and apolipoprotein E receptor 2'. J Thromb Haemost 2007; 5: 369-77.

24. Meroni PL, Gerosa M, Raschi E *et al.* Updating on the pathogenic mechanisms 5 of the antiphospholipid antibodies-associated pregnancy loss. Clin Rev Allergy Immunol 2008; 34: 332-37.

25. Fischetti F, Durigutto P, Pellis V *et al.* Thrombus formation induced by antibodies to beta2-glycoprotein I is complement dependent and requires a priming factor. Blood 2005; 106: 2340-346.

26. Pierangeli SS, Girardi G, Vega-Ostertag M *et al.* Requirement of activation of complement C3 and C5 for antiphospholipid antibody-mediated thrombophilia. Arthritis Rheum 2005; 52: 2120-124.

27. Oku K, Atsumi T, Bohgaki M *et al.* Complement activation in patients with primary antiphospholipid syndrome. Ann Rheum Dis 2008; 68: 1030-035

28. Girardi G, Berman J, Redecha P *et al.* Complement C5a receptors and neutrophils mediate fetal injury in the antiphospholipid syndrome. J Clin Invest 2003; 112: 1644-654.

29. Miyakis S, Lockshin MD, Atsumi T *et al.* International consensus statement on an update of the classification criteria for definite antiphospholipid syndrome (APS). J Thromb Haemost 2006; 4: 295-306.

30. Matsuura E, López LR. Auto-immune-mediated atherothrombosis. Lupus 2008; 17: 878-87.

31. López LR, Simpson DF, Hurley BL *et al.* OxLDL/beta2GPI complexes and autoantibodies in patients with systemic lupus erythematosus, systemic sclerosis, and antiphospholipid syndrome: pathogenic implications for vascular involvement. Ann N Y Acad Sci 2005; 1051: 313-22.

32. Pengo V, Bison E, Ruffatti A *et al.* Antibodies to oxidized LDL/beta2-glycoprotein I in antiphospholipid syndrome patients with venous and arterial thromboembolism. Thromb Res 2008; 122: 556-59.

33. Delgado Alves J, Kumar S, Isenberg DA. Cross-reactivity between anti-cardiolipin, anti-high-density lipoprotein and anti-apolipoprotein A-I IgG antibodies in patients with systemic lupus erythematosus and primary antiphospholipid syndrome. Rheumatology (Oxford) 2003; 42: 893-99.

34. Vlachoyiannopoulos PG, Samarkos M. Peripheral vascular disease in antiphospholipid syndrome. Thromb Res 2004; 114: 509-19.

35. Combes V, Simon AC, Grau GE *et al. In vitro* generation of endothelial microparticles and possible prothrombotic activity in patients with lupus anticoagulant. J Clin Invest 1999; 104: 93-102.

36. Pereira J, Alfaro G, Goycoolea M *et al.* Circulating platelet-derived microparticles in systemic lupus erythematosus. Association with increased thrombin generation and procoagulant state. Thromb Haemost 2006; 95: 94-9.

Capítulo 3

Clasificación y epidemiología del síndrome antifosfolipídico

M. T. Camps,[1] E. de Ramón,[1] L. Pallarés[2]

[1]Unidad de Enfermedades Autoinmunes
Servicio de Medicina Interna
Hospital Regional Universitario Carlos Haya
Málaga

[2]Unidad de Enfermedades Autoinmunes Sistémicas
Servicio de Medicina Interna
Hospital Son Dureta
Palma de Mallorca

Dirección para correspondencia
Hospital Regional Universitario Carlos Haya
Dr. E. de Ramón
ederamonhm@hotmail.com

1 Introducción

La relación entre el anticoagulante lúpico (AL) y los fenómenos trombóticos, pérdidas fetales recurrentes y trombocitopenia es reconocida desde la década de 1950, especialmente, por los hematólogos.[1] El síndrome antifosfolipídico (SAF) fue descrito por el doctor G. R. V. Hughes en 1983;[2] éste planteó la relación existente entre fenómenos de trombosis venosa recurrente, pérdidas fetales, patología neurológica, incluida la mielitis, y la presencia del AL como mecanismo patogénico común. Aunque muchos de los pacientes estaban diagnosticados de lupus eritematoso sistémico (LES), algunos de ellos tenían anticuerpos antinucleares negativos. Ese mismo año, su grupo de trabajo publicó la técnica para demostrar la presencia de anticuerpos anticardiolipina (AAC) por radioinmunoensayo en fase sólida.[3] Desde entonces, se ha desarrollado el conocimiento de esta entidad que, como patología vascular que es, puede afectar a cualquier órgano o sistema del cuerpo, pero que también produce otras manifestaciones no relacionadas tan claramente con fenómenos trombóticos.[4]

El SAF se denominó antifosfolipídico por la creencia inicial de que los anticuerpos iban dirigidos, no sólo frente a la cardiolipina, sino, también, frente a otros fosfolípidos de carga negativa. Más adelante, se pudo constatar que los anticuerpos, mayoritariamente, presentaban actividad anticardiolipina o antiprotrombina. Estandarizar los protocolos para las técnicas de determinación de anticuerpos antifosfolipídicos (AAF), expresar los resultados semicuantitativamente y disponer de los adecuados criterios de clasificación del SAF han sido los principales pasos desarrollados en los últimos años.[1]

2 Características sociodemográficas y étnicas del síndrome antifosfolipídico

Sobre la base de la información obtenida del Europhospholipid Project Group (98,5 % pacientes caucásicos), el SAF es más frecuente en mujeres que en hombres (5/1);

especialmente, en pacientes con LES (7/1). Se han descrito algunas diferencias en las manifestaciones clínicas e inmunológicas entre ambos sexos; de tal forma que las mujeres pueden tener más episodios de artritis, livedo reticularis y jaqueca, mientras que los varones acusan, más frecuentemente, infarto de miocardio, epilepsia y arteriopatía trombótica de las extremidades inferiores. La edad de inicio del SAF se sitúa en la treintena, aunque en los pacientes sin EA asociada se presenta una década más tarde, pero se han descrito casos a todas las edades (entre uno y ochenta años). Los pacientes que empiezan su enfermedad pasados los cincuenta años de edad son, con más frecuencia, varones y presentan, también con mayor asiduidad, angor e ictus trombótico. También existen algunas diferencias en los pacientes que empiezan su enfermedad en la infancia (ver más adelante).[5]

Durante los últimos veinte años se han llevado a cabo diferentes estudios epidemiológicos sobre los AAF y el SAF en distintos países y grupos etnogeográficos. Los AAF están presentes en todas las poblaciones estudiadas (europeos, americanos del norte y del sur, asiáticos, africanos y habitantes del oriente medio), con algunas variaciones en su frecuencia y en las manifestaciones clínicas asociadas con ellos (fenómenos trombóticos y patología obstétrica). No obstante, la mayoría de estos estudios se han llevado a cabo en grupos étnicos o áreas geográficas localizadas, por lo que hacer comparaciones entre ellos supone un alto riesgo de confusión en la medida en que hay diferencias en la metodología de los estudios y la selección de los pacientes. Por tanto, distinguir entre los aspectos medioambientales y genéticos para explicar estas diferencias no es fácil, pero deben justificar los distintos patrones que se han descrito de la enfermedad. Recientemente, se ha revisado este tema y los autores concluyen que es difícil establecer cuál o cuáles son los factores genéticos implicados, debido a la heterogeneidad de la especificidad antigénica de los AAF, así como de la patogénesis de las manifestaciones clínicas del SAF.[6]

3 Criterios de clasificación y manifestaciones clínicas e inmunológicas del síndrome antifosfolipídico

Diferentes estudios clínicos realizados durante la década de 1990, permitieron establecer criterios, bien estructurados y documentados, en base a evidencias científicas, con el fin de clasificar a los pacientes con SAF (criterios de Sapporo).[7] Estas investigaciones fueron validadas, posteriormente, tomando como grupo de comparación a pacientes con LES o *lupus-like*.[8,9] La importancia de la edad y otros factores de riesgo vascular en el desarrollo de las trombosis llevó a una revisión de estos criterios de clasificación del SAF en el XI International Congress on Antiphospholipid Antibodies, celebrado en Sidney, Australia, en noviembre de 2004, estableciéndose el *2006 International Consensus Statement on an Update of the Classification Criteria for Definite Antiphospholipid Syndrome* (véanse las tablas 1 y 2).[4] Al comparar ambos grupos de criterios, en pacientes con AAF, sólo el 59 % de aquellos que cumplían los criterios de clasificación de Sapporo cumplían, a su vez, los de Sidney, lo que lleva a los autores de este estudio a considerar que la nueva clasificación va a tener aspectos positivos, en la medida en que los pacientes que se incluirán serán más homogéneos, lo que permitirá obtener resultados más válidos en su interpretación.[10]

El comité de expertos revisó la literatura relativa a los resultados, factores de riesgo y asociaciones entre la clínica y las pruebas de laboratorio, evaluó su validez e importancia y, por consenso, estableció un grupo de criterios de clasificación del síndrome. En resumen, los pacientes tienen que tener una manifestación clínica, (trombosis o patología obstétrica) y AAF en sangre o suero, AL, AAC o anticuerpos anti-β_2-glicoproteína-I (anti-β_2-GPI), para ser clasificados como SAF y, en consecuencia, incluidos en los estudios de investigación (véase la tabla 2). Las trombosis se presentan en territorio arterial (especialmente, cerebral) o venoso (particularmente, en venas profundas periféricas) (véase la figura 1), en un 40-60 % de los casos,[5,11] con tendencia a la repetición en el mismo territorio, arterial o venoso. En los criterios, se establece la necesidad de que exista una cierta relación temporal entre las manifestaciones clínicas y la positividad de los AAF. El comité recomienda evitar la clasificación de un paciente como SAF si han pasado menos de doce semanas o más de cinco años entre la verificación de positividad de la prueba de AAF y la manifestación clínica, con lo que se asegura la relación causal. Puede considerarse como criterio clínico un episodio trombótico del pasado, en especial si no aparece una explicación alternativa. Es importante destacar que los fenómenos trombóticos deberían ser confirmados objetivamente y que los vasos no deben presentar datos de inflamación asociados.

Otro aspecto de interés es el hecho de que la existencia de factores de riesgo de trombosis heredados o adquiridos no justifica la exclusión de los pacientes de los estudios sobre el SAF. De hecho más del 50 % de pacientes con SAF y eventos vasculares tienen factores de riesgo de trombosis no asociados a los AAF en el momento en que presentan el episodio clínico.[10] Añaden, no obstante, que deben reconocerse dos subgrupos de pacientes en función de la presencia o ausencia de dichos factores adicionales de trombosis.

Además, dado que no se han encontrado diferencias importantes entre los distintos tipos del SAF,[5,11,12] el comité recomienda no utilizar el término SAF secun-

Se considera que un paciente tiene un SAF si presenta al menos un criterio clínico y un criterio de laboratorio.*

1. Criterios clínicos:

1. Trombosis vascular:**

   Uno o más episodios clínicos*** de trombosis arterial, venosa o de pequeño vaso,**** en cualquier órgano o tejido. La trombosis debe ser confirmada con criterios objetivos validados (datos inequívocos obtenidos con estudios de imagen adecuados o de histopatología). Para la confirmación histopatológica, la trombosis debe estar presente sin una evidencia significativa de inflamación en la pared del vaso.

2. Patología de la gestación:

   a) Una o más muertes, sin otra explicación, de un feto con morfología normal tras la 10.ª semana de gestación, estando documentada la normalidad del feto mediante ultrasonografía o por su examen directo.

   b) Uno o más partos prematuros de un neonato con morfología normal antes de la 34.ª semana de gestación debido a: (i) eclampsia o preeclampsia grave, definidas de acuerdo a los estándares aceptados[13] o (ii) datos de insuficiencia placentaria también acordes con los estándares aceptados en la literatura.*****

   c) Tres o más abortos espontáneos consecutivos, sin otra explicación, antes de la 10.ª semana de gestación, previa exclusión de alteraciones anatómicas u hormonales maternas y paternas, así como causas cromosómicas maternas.

   En los estudios de pacientes que tengan más de un tipo de patología de la gestación, los investigadores deben estratificar los grupos de sujetos de acuerdo a las categorías a, b o c, arriba referidas.

2. Criterios de laboratorio:****

1. Presencia de anticoagulante lúpico (AL) en plasma, en dos o más ocasiones, separadas al menos por doce semanas, detectado de acuerdo a las indicaciones de la International Society on Thrombosis and Haemostasis (Scientific Subcommittee on LAs/phospholipid-dependent antibodies).[14,15]

2. Anticuerpos anticardiolipina (AAC), isotipos IgG y/o IgM, en suero o plasma, presentes a título medio o alto (es decir, > 40 GPLU/ml o MPLU/ml, o superiores al percentil 99 de los valores de referencia del laboratorio), en dos o más ocasiones, separadas al menos por doce semanas, medidos con un ELISA llevado a cabo de acuerdo con los procedimientos estandarizados.[16,17,18]

3. Anticuerpos anti-β_2-GPI, isotipos IgG y/o IgM, en suero o plasma (a títulos superiores al percentil 99 de los valores de referencia del laboratorio), en dos o más ocasiones, separadas al menos por doce semanas, medidos con un ELISA llevado a cabo de acuerdo con los procedimientos estandarizados.[19]

* Debe evitarse la clasificación de un paciente como SAF si han pasado menos de doce semanas o más de cinco años entre la verificación de positividad de la prueba de AAF y la manifestación clínica.

** La existencia de factores de riesgo de trombosis, heredados o adquiridos, no es motivo para excluir a los pacientes de los estudios sobre el SAF. No obstante, deben reconocerse dos subgrupos de pacientes con SAF en función de: (a) la presencia y (b) la ausencia de factores de riesgo adicionales de trombosis. Son indicativos (aunque no todos ellos) los siguientes elementos: edad (> 55 años en hombres y > 65 años en mujeres), así como la presencia de alguno de los factores de riesgo cardiovascular establecidos (hipertensión arterial sistémica, diabetes mellitus, aumento de LDL o disminución de HDL-colesterol, tabaquismo, historia familiar de enfermedad cardiovascular prematura, índice de masa corporal ≥ 30 kg/m^2, microalbuminuria y aclaramiento de creatinina < 60 cc min^{-1}), trombofilias hereditarias, tratamiento con anticonceptivos orales, síndrome nefrótico, neoplasias, inmovilización y cirugía. Por tanto, aquellos pacientes que cumplan los criterios deben ser estratificados de acuerdo a las otras causas que puedan contribuir a la trombosis.

*** Puede considerarse como criterio clínico un episodio de trombosis en el pasado, siempre y cuando se haya demostrado con las pruebas diagnósticas adecuadas y no haya otra explicación alternativa o se encuentre otra causa de trombosis.

**** La trombosis venosa superficial no se incluye como criterio clínico.

***** Datos generalmente aceptados de insuficiencia placentaria son: (i) pruebas de supervivencia fetal anormales o inciertas, por ejemplo, ausencia de reactividad en la prueba de monitorización de frecuencia cardíaca antenatal, sugestiva de hipoxemia fetal; (ii) análisis de ondas de velocimetría de flujo con doppler anormales, sugestivas de hipoxemia fetal, por ejemplo, ausencia de flujo telediastólico en la arteria umbilical; (iii) oligohidramnios, por ejemplo, índice de líquido amniótico menor o igual de 5 cm, o (iv) peso posnatal menor del percentil 10 para la edad gestacional.

****** Los pacientes con SAF deben clasificarse para su inclusión en los estudios de investigación en las siguientes categorías: I, presencia de más de un criterio de laboratorio (cualquier combinación); IIa, presencia sólo de AL; IIb, presencia sólo de AAC; IIc, presencia sólo de anti-β_2GPI.

SAF: síndrome antifosfolipídico. AAF: anticuerpos antifosfolipídicos. AL: anticoagulante lúpico. AAC: anticuerpos anticardiolipina. Anti-β_2GP: anticuerpos anti-β_2GP.

Tabla 1.
Criterios de clasificación revisados del SAF establecidos en el XI International Congress on Antiphospholipid Antibodies celebrado en Sidney, Australia, en noviembre de 2004.[4]

Criterios clínicos

— Trombosis vascular:
    Venosa
    Arterial
    Pequeño vaso
— Patología obstétrica:
    Una o más pérdidas fetales después de la 10.ª semana
    Parto prematuro antes de la 34.ª semana:
        Eclampsia, preeclampsia
        Insuficiencia placentaria
    Tres o más pérdidas fetales antes de la 10.ª semana

Criterios analíticos
— Anticoagulante lúpico — Anticuerpos anticardiolipina isotipo IgG o IgM — Anticuerpos anti-β_2GPI isotipo IgG o IgM
Manifestaciones asociadas a los AAF*

— Patología cardíaca valvular:
    Lesiones y/o insuficiencia y/o estenosis, en válvulas mitral o aórtica
— Livedo reticularis:
    Con ciertas características anatómicas
— Trombocitopenia:
    Cifras de plaquetas < 100×10^9/L, confirmadas en dos ocasiones, separadas al menos por doce semanas
— Nefropatía:
    Microangiopatía trombótica afectando arteriolas y capilares glomerulares
— Neurológicas:
    Alteraciones de la función cognitiva
    Otras: cefaleas, mielitis transversa, esclerosis múltiple, epilepsia

* Los pacientes tienen que cumplir el criterio de laboratorio para el diagnóstico de SAF, junto con manifestaciones bien definidas en alguno de los órganos indicados; así como cumplir determinados criterios de exclusión. Se excluyen de estos grupos los pacientes que ya cumplen criterios clínicos de SAF. SAF: síndrome antifosfolipídico. AAF: anticuerpos antifosfolipídicos.

Tabla 2.
Resumen de los criterios de clasificación revisados del SAF y manifestaciones asociadas al SAF.[4]

dario, sino describir la entidad acompañante, si existe, habitualmente LES, que pueda presentar el paciente. Con estas condiciones se trata de resaltar la importancia de los AAF en la génesis de los fenómenos trombóticos, considerándolos

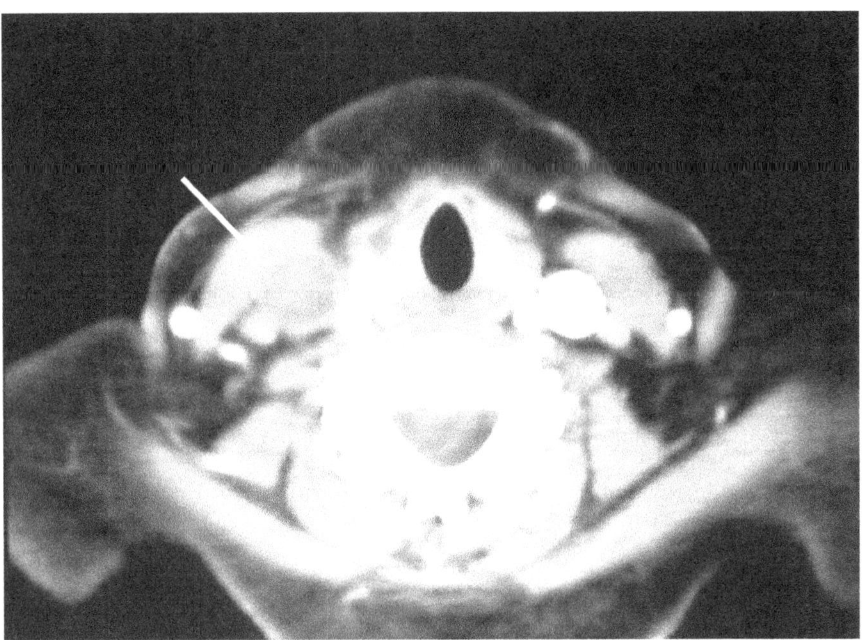

Figura 1. Corte axial a nivel cervical del angio TAC practicado a una paciente con síndrome antifosfolipídico y trombosis de la vena yugular interna derecha (flecha).

como un factor de riesgo añadido y no como un epifenómeno. En cualquier caso, la mayoría de los pacientes con SAF (53 %) no tienen otra enfermedad autoinmune (EA) asociada; el 36 % tienen LES y el resto presentan otras EAs, tales como síndrome *lupus-like* (5 %), síndrome de Sjögren primario (2 %), artritis reumatoide (2 %), o esclerosis sistémica, vasculitis sistémica o dermatomiositis (1 %).[5]

Con respecto a la patología obstétrica, se incluyen: una o más muertes de un feto sin alteraciones morfológicas pasada la 10.ª semana de gestación; uno o más partos prematuros de un neonato antes de la 34.ª semana de gestación debido a eclampsia; preeclampsia grave[13] o insuficiencia placentaria, y tres o más abortos espontáneos consecutivos, sin otra explicación, antes de la 10.ª semana de gestación.

Los criterios analíticos corresponden a la demostración de la presencia de AAF en plasma o suero del paciente, ya sea AL positivo, AAC o anti-β_2-GPI, isotipos IgG o IgM. En cualquiera de los tres casos, la positividad debe verificarse en dos o más ocasiones, separadas al menos por doce semanas. Además, es necesario seguir procedimientos normalizados en las determinaciones analíticas.[14,15] Para el caso de los AAC[16,17,18] y anti-β_2-GPI,[19] deben detectarse niveles medios-altos de anticuerpos o superiores al percentil 99 de los valores de referencia.

De nuevo, estas exigencias tratan de relacionar, de manera fehaciente, la presencia de autoanticuerpos con fenómenos clínicos y distinguir entre aquellos pacientes con SAF y aquellos otros en los que la presencia de los AAF sea sólo transitoria (infecciones), o bien se presente en niveles no lo bastante elevados como para establecer una relación de causalidad, con lo que un tratamiento anticoagulante podría suponer más riesgos que beneficios. Un ejemplo, indicativo de la importancia que tiene definir adecuadamente los criterios de clasificación del SAF, lo ofrecen los resultados negativos del estudio APASS, relativos al efecto de la aspirina o la anticoagulación en la prevención de fenómenos trombóticos en pacientes con AL y/o AAC. Este ensayo clínico, con un amplio tamaño muestral, desarrollado entre los años 1993 y 2000, incluyó pacientes con AL y/o AAC positivos, evaluados en una sola ocasión, al inicio del estudio, con puntos de corte inferiores a los de los criterios de clasificación, considerando también los AAC del isotipo IgA, por lo que los resultados obtenidos no pueden aplicarse al manejo general de los pacientes con SAF.[20] En cualquier caso, la situación no puede considerarse resuelta en este momento. Autores de prestigio abogan por modificar los criterios de clasificación o de aproximación al paciente en la práctica clínica. Para ellos, el riesgo de sobrediagnóstico del SAF, que conllevaría un exceso de tratamiento, les lleva a defender una nueva reactualización de los criterios. Plantean, por tanto, que se incluyan normas más estrictas para la determinación de AL (para conseguir una mayor capacidad predictiva de los fenómenos trombóticos) y se excluyan los AAC en su aplicación actual, limitando los criterios analíticos a la determinación de los anti-β_2-GPI, isotipo IgG, para simplificar el trabajo de laboratorio y guiarnos en la toma de las decisiones sobre el tratamiento antitrombótico.[21]

4   Otras manifestaciones del síndrome antifosfolipídico no incluidas como criterios

Los criterios de clasificación no se han elaborado para su uso en la práctica clínica. Su función es la de unificar el tipo de pacientes que se incluyen en los estudios de investigación (riesgo, pronóstico, diagnóstico y tratamiento) y dar mayor validez a los resultados de tales estudios. En este sentido, los expertos coinciden en que si utilizamos sólo estos criterios, algunos de los pacientes que vemos en la clínica no van a ser incluidos como SAF y, en consecuencia, no van a ser tratados adecuadamente.[1] El mismo documento de revisión de los criterios antes mencionado[4] incluye otras manifestaciones clínicas o analíticas que se consideran asociadas a la presencia de AAF («manifestaciones asociadas a AAF»), pero cuya relación no es tan estrecha como la que se describe con los fenómenos trombóticos y obstétricos (exactitud diagnóstica o consistencia de los resultados en los diferentes estudios). Se incluyen: la patología cardíaca valvular (mitral y aórtica), la livedo re-

Manifestaciones	N (%)
Trombosis venosa	371 (37,1)
Trombosis arterial	270 (27,0)
Trombosis venosa y arterial	152 (15,2)
Trombosis de la microcirculación	86 (8,6)
Pérdidas fetales como única manifestación	121 (12,1)
Pérdida fetal antes de la 10.ª semana**	560 (35,4)
Pérdida fetal después de la 10.ª semana**	267 (16,9)
Parto prematuro***	80 (10,6)
Preeclampsia y eclampsia****	139 (13,9)
Trombopenia	296 (29,6)
Anemia hemolítica autoinmune	97 (9,7)
Anticuerpos anticardiolipina	879 (87,9)
– IgG e IgM	321 (32,1)
– IgG aislados	436 (43,6)
– IgA aislados	122 (12,2)
Anticoagulante lúpico	536 (53,6)
– Aislado	121 (12,1)
Con anticuerpos anticardiolipina	415 (41,5)
* Como única manifestación. ** Porcentaje sobre el total de las 1.580 gestaciones. *** Porcentaje sobre el total de los 753 niños nacidos vivos. **** Porcentaje sobre el total de las 590 mujeres que tuvieron una o más gestaciones (rango: 1-23); de las cuales 437 (74,1%) dieron a luz uno o más niños vivos (media 1,7; rango 1-8).	

Tabla 3.
Manifestaciones clínicas, analíticas e inmunológicas más frecuentes presentadas por los 1.000 pacientes incluidos en el corte transversal inicial del Europhospholipid Project Group.[5]

ticularis, la trombocitopenia, la nefropatía del SAF y ciertas manifestaciones neurológicas, en especial, la disfunción congnitiva. En todos estos casos, los pacientes tienen que cumplir el criterio de laboratorio para el diagnóstico de SAF, junto con manifestaciones bien definidas en alguno de los órganos indicados, así como deben cumplir con determinados criterios de exclusión.[4]

Además de estas manifestaciones, se han descritos otras muchas que pueden relacionarse con la presencia de AAF, aunque no de manera directa con fenómenos trombóticos («manifestaciones no trombóticas»). Pueden destacarse problemas clínicos neurológicos (migraña, epilepsia, mielitis transversa); pulmonares (hipertensión pulmonar, alveolitis fibrosante); cutáneos (úlceras), y osteomusculares (artritis, artralgias, necrosis ósea avascular) entre otros; así como alteraciones analíticas e inmunológicas tales como anemia hemolítica, anticuerpos antinucleares, anti-DNA nativo, anti-Ro/SSA, anti-La/SSB, anti-RNP, anti-Sm, factor reumatoide y crioglobulinas (véase la tabla 3).[5]

5   Curso clínico del síndrome antifosfolipídico

El pronóstico del SAF es diferente en función del tratamiento que reciba el paciente, aunque todavía se produce una alta tasa de morbilidad y mortalidad a pesar de un adecuado tratamiento anticoagulante o antiagregante.[22] En el seguimiento llevado a cabo en la cohorte de 1.000 pacientes con SAF del Europhospholipid Project Group, entre los años 1999 y 2004, el 20 % de los mismos presentaron manifestaciones clínicas relacionadas con el SAF al cabo de cinco años, a pesar de que el 9,0 % de ellos estaban anticoagulados y el 4,9 %, en tratamiento antiagregante con aspirina. Se observaron trombosis en el 16,6 %, siendo las formas más frecuentes el ictus isquémico (2,4 %), los ataques isquémicos transitorios (2,3 %), la trombosis venosa profunda (2,1 %) y el tromboembolismo pulmonar (2,1 %). Por otra parte, un 7,4 % de los pacientes anticoagulados presentaron sangrado. Es interesante constatar que sólo tres de las 121 mujeres (2,5 %) que al inicio del estudio habían presentado, únicamente, manifestaciones obstétricas del SAF, desarrollaron eventos trombóticos. Asimismo, de las 77 mujeres que tuvieron alguna gestación, 63 (81,8 %) dieron a luz niños vivos. Las complicaciones fetales más frecuentes fueron pérdida fetal antes de la 10.ª semana (17,1 % de las gestaciones) y parto prematuro (35,0 % de los neonatos). Durante estos cinco años fallecieron el 5,3 % de los sujetos de la cohorte, de los que el 21 % lo hicieron por infección bacteriana, el 19 % por infarto de miocardio y el 13 % por accidente vascular cerebral. No se detectaron factores pronósticos, clínicos o inmunológicos que se pudieran relacionar con eventos trombóticos, problemas obstétricos o con la mortalidad de los pacientes.

6 Síndrome antifosfolipídico catastrófico

Se presenta en menos del 1 % de los pacientes con SAF,[5] tiene un curso clínico agudo y grave, es multisistémico y, actualmente, está bien caracterizado en su forma de presentación, su curso clínico y su tratamiento *(CAPS Registry)*.[23] Se trata de una microvasculopatía trombótica,[24] para la que se han establecido criterios de clasificación por consenso entre los expertos[25] que han sido, posteriormente, validados, con una sensibilidad del 90,3 %, especificidad del 99,4 % y valores predictivo positivo/negativo del 99,4 % y 91,1 %, respectivamente.[26] Se requiere la afectación simultánea de tres o más órganos, sistemas o tejidos, desarrollada en menos de una semana, la confirmación histopatológica de la obstrucción de los pequeños vasos en, al menos, uno de dichos órganos o tejidos y la confirmación en el laboratorio de la presencia de AAF (AL y/o AAC). Se considera la posibilidad de hacer un diagnóstico de SAF catastrófico definido cuando se cumplen los cuatro criterios. Por otra parte, se hace un diagnóstico de SAF catastrófico probable, cuando afecta a dos órganos, sistemas y/o tejidos; no se puede confirmar histopatológicamente la obstrucción de los pequeños vasos; si el tercer evento se produce pasada una semana, pero antes de un mes, a pesar de una correcta anticoagulación, o cuando no haya confirmación de laboratorio, porque no se han podido hacer las determinaciones analíticas o éstas no se han confirmado debido al fallecimiento del paciente, si bien se cumplen otras condiciones (véase la tabla 4). De nuevo, hay que enfatizar que estos criterios son empíricos y no deben aplicarse de manera estricta a los pacientes que se pueden ver en la práctica clínica.

La edad de presentación del SAF catastrófico (37±14 años) y el sexo (relación mujer/hombre: 3/1) tienen una distribución similar a la del SAF en general. Casi la mitad de los pacientes no presentan otra EA asociada y el 40 % se diagnostican de LES. En el SAF catastrófico existe un factor precipitante, tal como infección, cirugía, neoplasia, suspensión de anticoagulación, etcétera; en el 56 % de los pacientes y en el 46 % se trata de la primera manifestación de su proceso. Los principales órganos afectados son: los riñones, los pulmones, el cerebro, el corazón, el hígado, el tracto intestinal y las venas periféricas. La mortalidad del SAF catastrófico es del 44 %, aunque en los últimos años, probablemente en relación con un

1. Afectación de tres o más órganos, sistemas o tejidos*
2. Desarrollo de las manifestaciones de forma simultánea en menos de una semana
3. Confirmación histopatológica de obstrucción de los vasos de pequeño calibre en, al menos, uno de los órganos o tejidos**
4. Confirmación de laboratorio de la presencia de AAF (anticoagulante lúpico o anticuerpos anticardiolipina)***

SAF catastrófico definido:
Presencia de los cuatro criterios

SAF catastrófico probable:
Presencia de los cuatro criterios, pero con afectación en sólo dos órganos, sistemas y/o tejidos
Presencia de los cuatro criterios, pero con ausencia de confirmación de laboratorio, al menos, en las últimas seis semanas, debido a fallecimiento prematuro de un paciente al que se había realizado la prueba con anterioridad a padecer el SAF catastrófico
Puntos 1, 2 y 4
Puntos 1, 3, 4 y desarrollo de un tercer evento pasada una semana, pero antes de un mes, a pesar de la anticoagulación

---

* Normalmente, evidencia clínica de obstrucción vascular, confirmada con las pruebas de imagen adecuadas. La afectación renal se define como un aumento del 50 % de la creatinina sérica basal, hipertensión arterial sistémica grave (> 180/100 mmHg) y/o proteinuria (> 500 mg/24 horas).
** Para la confirmación histopatológica debe haber datos significativos de trombosis, aunque puede también haber algún dato de vasculitis.
*** Si el paciente no había sido diagnosticado con anterioridad de SAF, la confirmación de laboratorio requiere la presencia de AAF, determinada en dos o más ocasiones separadas, al menos, por seis semanas (no, necesariamente, en el momento del suceso), de acuerdo con los criterios preliminares de clasificación del SAF.
SAF: síndrome antifosfolipídico. AAF: anticuerpos antifosfolipídicos.

Tabla 4.
Criterios preliminares de clasificación del SAF catastrófico establecidos por consenso del grupo internacional de expertos.[25]

mejor conocimiento y tratamiento de la entidad, los resultados son mejores. La principal causa de muerte es la afectación neurológica, con el accidente vascular cerebral isquémico, la hemorragia cerebral y la encefalopatía en el 27,2 % de los casos, seguida de la afectación cardíaca en el 19,8 % y la infección en el 19,8 %, respectivamente.[23]

7   Síndrome antifosfolipídico pediátrico

El SAF también se ha descrito en la infancia. Sus principales diferencias con el SAF en pacientes adultos hacen referencia a la ausencia de factores de riesgo añadidos de trombosis y de patología obstétrica; una mayor incidencia de anticuerpos relacionados con infecciones; la existencia de distintos niveles de corte de determinación de los AAF; así como ciertas diferencias en el manejo terapéutico a largo plazo. Por otra parte, el SAF se ha descrito en niños con trombosis arterial o venosa y, con menos frecuencia, en asociación a patología neurológica y hematológica.[27]

Recientemente, se han publicado los datos correspondientes a un registro internacional de SAF pediátrico (Ped-APS Registry), en el que se han incluido 121 pacientes con SAF confirmado de 14 países que comenzaron su proceso antes de los dieciocho años. La edad media al comienzo de la enfermedad fue de 10,7 años; el 46 % eran niñas y el 50 % tenían otra enfermedad autoinmune coincidente. En esta serie, se presentó trombosis venosa en el 60 %, trombosis arterial en el 32 %, trombosis de pequeño vaso en un 6 % y fenómenos trombóticos arteriales y venosos en un 2 % de los pacientes. Las manifestaciones no estrictamente trombóticas asociadas fueron hematológicas (38 %), cutáneas (18 %) y neurológicas no trombóticas (16 %). Se pudo demostrar la presencia de AAC en el 81 % de los pacientes, anti-β_2-GPI en un 67 %, y AL en el 72 % de los casos. Otro dato destacable es el hecho de que los pacientes sin otra EA asociada eran más jóvenes y tenían con más frecuencia fenómenos trombóticos arteriales; mientras que aquellos que presentaban una EA coincidente acusaban con mayor asiduidad fenómenos trombóticos venosos y manifestaciones hematológicas y cutáneas.[28]

8   Anticuerpos antifosfolipídicos en sujetos sanos, asintomáticos y en otros procesos

Los AAF forman parte del conjunto de anticuerpos que, de manera natural, produce el ser humano y tienden a aumentar en frecuencia con la edad. Las publicaciones indican que entre el 2 % y el 7 % de las personas jóvenes y hasta el 52 % de las mayores tienen resultados positivos en las pruebas de AAF. En la mayoría de los casos, se trata de títulos bajos y se presentan de forma transitoria sin que se acompañen de fenómenos trombóticos.[29,30,31]

En general, los sujetos con AAF positivos asintomáticos no tienen mayor riesgo de presentar manifestaciones clínicas, ya que el factor pronóstico principal es la propia historia del paciente. En el caso de los fenómenos trombóticos se presenta como riesgo la existencia de trombosis previa; si nos referimos a pérdidas fetales o a parto prematuro, el riesgo lo supone haber tenido patología obstétrica con anterioridad.[12,32,33,34]

Los AAF se han detectado en numerosas entidades, especialmente en las EAs ya referidas (véase la tabla 5). También se han descrito en otros procesos, que incluyen la púpura trombocitopénica idiopática, la polimialgia reumática o el síndrome de Behçet, entre otros varios.[35]

En general, los AAF descritos en las infecciones no tienen actividad de AL o anti-β_2-GPI, por lo que no suelen estar relacionados con fenómenos trombóticos. No obstante, en algunas infecciones, tales como lepra, parvovirus B_{19}, virus de inmunodeficiencia humana, virus de la hepatitis C o citomegalovirus, el AAF puede ser β_2-GPI-dependiente y, por lo tanto, patogénico.[36]

Algunos fármacos se han relacionado con la presencia de AAF (hidralazina, fenitoina, clorpromazina, quinina, quinidina, cocaína, procainamida, interferón) y, aunque no todos los autores están de acuerdo, se considera que, en general, tampoco se asocian con trombosis.[35]

También se ha descrito la presencia de AAF en pacientes con tumores sólidos y neoplasias hematológicas, que desaparecen con la remisión tumoral, aunque está por aclarar si conllevan un mayor riesgo de trombosis. La presencia de AAF en pacientes con neoplasias no se relaciona con el pronóstico, ni con la posibilidad de respuesta al tratamiento. Tampoco se considera necesario iniciar terapia anticoagulante o inmunosupresora en estos pacientes si no se ha desarrollado un fenómeno trombótico.[37]

Otro tema de interés se refiere a la frecuencia con la que se demuestra la presencia de AAF en pacientes que presentan un fenómeno trombótico, arterial o venoso, o bien en mujeres con patología obstétrica. Se ha podido demostrar la asociación de un primer episodio de infarto de miocardio e ictus isquémico recurrente, con la presencia de AAF. En el caso del ictus isquémico, la asociación es mucho mayor en hombres menores de cincuenta años. Está menos clara la asociación entre arterioesclerosis y AAF, pero parece existir esta relación. Con respecto a la patología obstétrica, la asociación más importante se observa con las pérdidas fetales del segundo trimestre de la gestación, estando menos clara la relación con las pérdidas fetales en general.[31]

En la práctica clínica, se repiten dos ideas complementarias, comentadas con anterioridad: en primer lugar, que no está demostrado que haya necesidad de anticoagular a un paciente por el mero hecho de tener AAF positivos (con indepen-

Situación	Porcentaje *
Población normal	2-9
Personas mayores	12-52
Lupus eritematoso sistémico	20-47
Mujeres con antecedentes de pérdidas fetales	5-10
Púrpura trombocitopénica idiopática	30
Anemia hemolítica autoinmune	63
Artritis reumatoide	7-50
Artritis psoriásica	28
Esclerodermia	25
Síndrome de Behçet	20
Síndrome de Sjögren	25-42
Enfermedad mixta del tejido conectivo	22
Miopatía inflamatoria idiopática	6-14
Polimialgia reumática	20
Artrosis	14
Esclerosis múltiple	6
Pacientes en hemodiálisis	15-20
Infecciones	14-84
Fármacos	10-15
Neoplasias	9-30
Ictus isquémico	8-25
* Anticoagulante lúpico, anticuerpos anticardiolipina o anticuerpos anti-β_2GPI de cualquier isotipo. En general, salvo en el lupus eritematoso sistémico, se trata de títulos bajos. AAF: anticuerpos antifosfolipídicos.	

Tabla 5.
Frecuencia de presentación de AAF en diferentes situaciones.

dencia de cuál de ellos se trate, su título y el tiempo que se mantengan elevados) si no ha tenido un fenómeno trombótico o patología obstétrica; y, en segundo lugar, que la presencia de factores añadidos (EA, factores de riesgo vascular, infecciones, etcétera) en pacientes con SAF obliga a adoptar la misma actitud terapéutica que para todo el conjunto. Por el momento, necesitamos más información para saber si estos grupos van a responder de manera diferente a las intervenciones a las que son sometidos.

9   Problemas pendientes de aclaración en pacientes con datos clínicos o analíticos del síndrome antifosfolipídico

A pesar de que se han resuelto muchas cuestiones relativas a la etiología, patogénesis, clínica y tratamiento del SAF en los veinticinco años transcurridos desde su primera descripción como entidad,[2,1] quedan otros aspectos por aclarar todavía. Los criterios de clasificación bien definidos y la estandarización de las pruebas inmunológicas permiten una correcta selección de pacientes para llevar a cabo estudios de pronóstico y tratamiento. De esta forma, se relaciona la presencia de ciertos AAF con las manifestaciones clínicas, trombóticas y obstétricas más características, indicándonos qué pacientes debemos tratar y cuál es la medicación indicada (anticoagulante, antiagregante, inmunodepresora). No obstante, tenemos bastante menos información sobre algunas cuestiones, tales como la importancia de otros AAF (AAC isotipo IgA, anti-β_2-GPI isotipo IgA, anticuerpos antifosfatidilserina, antifosfatidiletanolamina, antifosfatidilglicerol, antifosfatidilinositol, antifosfatidilcolina, antianexina V, antiprotrombina y anticomplejo fosfatidilserina-protrombina); así como es necesario aclarar si los pacientes con «manifestaciones-asociadas a AAF» tienen riesgo de presentar fenómenos trombóticos o clínica obstétrica; también nos preguntamos qué sucede con los pacientes que presentan manifestaciones clínicas del SAF, pero en los que no es posible demostrar la presencia de AAF; y, por último, nos interrogamos acerca de las diferencias clínicas y de tratamiento en las pacientes con SAF puramente obstétrico; incluso cabe averiguar si las mujeres con problemas del primer trimestre se comportarán igual que aquellas que los presentan al final de la gestación.[1,38]

BIBLIOGRAFÍA

1. Harris EN, Phil M, Pierangeli SS. Primary, secondary and catastrophic antiphospholipid syndrome: what's in a name? Semin Thromb Hemost 2008; 34: 219-26.

2. Hughes GR. Thrombosis, abortion, cerebral disease, and the lupus anticoagulant. Br Med J 1983; 287: 1088-089.

3. Harris EN, Gharavi AE, Boey ML *et al.* Anticardiolipin antibodies: detection by radioimmunoassay and association with thrombosis in systemic lupus erythematosus. Lancet 1983; 2: 1211-214.

4. Miyakis S, Lockshin MD, Atsumi T *et al.* International consensus statement on an update of the classification criteria for definite antiphospholipid syndrome (APS). J Thromb Haemost 2006; 4: 295-306.

5. Cervera R, Piette JC, Font J *et al.* Antiphospholipid syndrome. Clinical and immunologic manifestations and patterns of disease expression in a cohort of 1,000 patients. Arthritis Rheum 2002; 46: 1019-027.

6. Uthman I, Khamashta M. Ethnic and geographical variation in antiphospholipid (Hughes) syndrome. Ann Rheum Dis 2005; 64; 1671-676.

7. Wilson WA, Gharavi AE, Koike T *et al.* International consensus statement on preliminary classification criteria for definite antiphospholipid syndrome: report of an international workshop. Arthritis Rheum 1999; 42: 1309-311.

8. Lockshin MD, Sammaritano LR, Schwartzman S. Validation of the Sapporo criteria for antiphospholipid syndrome. Arthritis Rheum 2000; 43: 440-43.

9. Weber M, Hayem G, Meyer O. The Sapporo criteria for antiphospholipid syndrome: comment on the article by Lockshin *et al.* Arthritis Rheum 2001; 44: 1965-966.

10. Kaul M, Erkan D, Sammaritano L *et al.* Assessment of the 2006 revised antiphospholipid syndrome classificacion criteria. Ann Rheum Dis 2007; 66: 927-30.

11. Camps García MT, Fernández Nebro A, Díaz Cobos C *et al.* Manifestaciones clínicas y alteraciones inmunológicas en pacientes con síndrome antifosfolipídico. Presentación de 112 casos. Med Clin (Barc) 2004; 123: 466-70.

12. Vianna JL, Khamashta MA, Ordi-Ros J *et al.* Comparison of the primary and secondary antiphospholipid syndrome: a European Multicenter Study of 114 patients. Am J Med 1994; 96: 3-9.

13. American College of Obstetricians and Gynecologists. Diagnosis and Management of Preeclampsia and Eclampsia. ACOG Practice Bulletin No 33. Washington, DC: American College of Obstetricians and Gyneco-logists, 2002.

14. Wisloff F, Jacobsen EM, Liestol S. Laboratory diagnosis of the antiphos-

pholipid syndrome. Thromb Res 2002; 108: 263-71.

15. Brandt JT, Triplett DA, Alving B *et al.* Criteria for the diagnosis of lupus anticoagulants: an update. On behalf of the Subcommittee on Lupus Anticoagulant/Antiphospholipid Antibody of the Scientific and Standardisation Committee of the ISTH. Thromb Haemost 1995; 74: 1185-190.

16. Tincani A, Allegri F, Sanmarco M *et al.* Anticardiolipin antibody assay: a methodological analysis for a better consensus in routine determinations - a cooperative project of the European Antiphospholipid Forum. Thromb Haemost 2001; 86: 575-83.

17. Harris EN, Pierangeli SS. Revisiting the anticardiolipin test and its standardization. Lupus 2002; 11: 269-75.

18. Wong RC, Gillis D, Adelstein S *et al.* Consensus guidelines on anti-cardiolipin antibody testing and reporting. Pathology 2004; 36: 63-8.

19. Reber G, Tincani A, Sanmarco M *et al.* Proposals for the measurement of anti-beta2-glycoprotein I antibodies. Standardization group of the European Forum on Antiphospholipid Antibodies. J Thromb Haemost 2004; 2: 1860-862.

20. The APASS Investigators. Antiphospholipid antibodies and subsequent thrombo-occlusive events in patients with ischemic stroke. JAMA 2004; 291: 576-84.

21. Galli M, Reber G, DeMoerloose P *et al.* Invitation to a debate on the serological criteria that define the antiphospholipid syndrome. J Thromb Haemost 2008; 6: 399-401.

22. Cervera R, Khamashta MA, Shoenfeld Y *et al.* Morbidity and mortality in the antiphospholipid syndrome during a 5-year period: a multicenter prospective study of 1,000 patients. Ann Rheum Dis doi: 0.1136/ard.2008.093179

23. Bucciarelli S, Espinosa G, Cervera R *et al.* Mortality in the catastrophic antiphospholipid syndrome: causes of death and prognostic factors in a series of 250 pacients. Arthritis Rheum 2006; 54: 2568-576.

24. Asherson RA. New subsets of the antiphospholipid syndrome in 2006: "PRE-APS" (probable APS) and micro-angiopathic antiphospholipid syndromes ("MAPS"). Autoimmun Rev 2006; 6: 76-80.

25. Asherson RA, Cervera R, de Groot PG *et al.* Catastrophic antiphospholipid syndrome: international consensus statement on classification criteria and treatment guidelines. Lupus 2003; 12: 530-34.

26. Cervera R, Font J, Gómez-Puerta JA *et al.* Validation of the preliminary criteria for the classification of catastrophic antiphospholipid syndrome. Ann Rheum Dis 2005; 64: 1205-209.

27. Avcin T, Silverman ED. Antiphospholipid antibodies in pediatric systemic lupus erythematosus and the antiphospholipid syndrome. Lupus 2007; 16: 627-33.

28. Avcin T, Cimaz R, Silverman ED *et al.* Pediatric antiphospholipid syndrome: clinical and immunologic features of 121 patients in an international registry. Pediatrics 2008; 122: e1100-e1107.

29. Schmidt R, Auer-Grumbach P, Fazekas F *et al.* Anticardiolipin antibodies in normal subjects. Neuropsychological correlates and MRI findings. Stroke 1995; 26: 749-54.

30. Vila P, Hernández MC, López-Fernández MF *et al.* Prevalence, follow-up and clinical significance of the anticardiolipin antibodies in normal subjects. Thromb Haemost 1994; 72: 209-13.

31. Petri M. Epidemiology of the antiphospholipid antibody syndrome. J Autoimmun 2000; 15: 145-51.

32. Finazzi G, Brancaccio V, Moia M *et al.* Natural history and risk factors for thrombosis in 360 patients with antiphospholipid antibodies: a four-year prospective study from the Italian Registry. Am J Med 1996; 100: 530-36.

33. Turiel M, Sarzi-Puttini P, Peretti R *et al.* Thrombotic risk factors in primary antiphospholipid syndrome. A 5-year prospective study. Stroke 2005; 36: 1490-494.

34. Ramsey-Goldman R, Kulzer JE, Kuller LH *et al.* Pregnancy outcome and anti-cardiolipin antibody in women with systemic lupus erythematosus. Am J Epidemiol 1993; 138: 1057-069.

35. Schur PH. Laboratory evaluation of patients with systimec lupus erythematosus. En: Lahita RG ed. Systemic Lupus Erythematosus. 4th edition. Amsterdam: Elsevier Academic Press 2004; 633-57.

36. Asherson RA, Cervera R. Antiphospholipid antibodies and infections. Ann Rheum Dis 2003; 62: 388-93.

37. Pham Ch, Shen Y-M. Antiphospholipid antibodies and malignancy. Hematol Oncol Clin N Am 2008; 22: 121-30.

38. Shoenfeld Y, Meroni PL, Cervera R. Antiphospholipid syndrome dilemmas still to be solved: 2008 status. Ann Rheum Dis 2008; 67: 438-42.

Capítulo 4

Manifestaciones clínicas del síndrome antifosfolipídico: frecuentes, silentes y raras

A. Gil-Aguado,[1] J. Ordi-Ros[2]

[1]Servicio de Medicina Interna
Hospital Universitario La Paz
Madrid

[2]Servicio de Medicina Interna
Hospital Universitari Vall d'Hebron
Barcelona

Dirección para correspondencia
Hospital Universitari Vall d'Hebron
Dr. J. Ordi-Ros
jordi@vhebron.net

1 Introducción

Los anticuerpos antifosfolipídicos (AAF) representan un capítulo importante en la patología médica actual de difícil comprensión.[1] Así, el descubrimiento de los AAF fue algo casual, la denominación es confusa, se desconoce el antígeno de estos anticuerpos, se prolonga la coagulación del plasma en el laboratorio, pero las personas portadoras de AAF sufren trombosis a causa de un mecanismo desconocido. El hallazgo casual derivó de la determinación rutinaria, a los soldados alistados en guerras de los Estados Unidos, de la serología luética reagínica. Así nació el concepto de serología luética falsamente positiva como fenómeno autoinmune, lo cual era una forma de detectar anticuerpos anticardiolipina (AAC) por un método de floculación. La sinonimia errónea se inicia en 1951 con la denominación de anticoagulante circulante, posteriormente denominado anticoagulante lúpico (AL), porque dos personas con lupus tenían el tiempo de cefalina prolongado y sangraban por trombocitopenia. Hoy sabemos que el AL puede aparecer en ausencia de lupus y que predispone a fenómenos trombóticos. En este momento, tanto al AL como a los AAC se les considera AAF y se presentan asociados a diversas patologías e incluso en ausencia de enfermedad demostrable. En un intento de saber si el AL y el AAC representaban la misma actividad plasmática se pudo comprobar, mediante una cromatografía de afinidad, que el antígeno de los anticuerpos anticardiolipina era un fosfolípido (Fl) de carga negativa y la β_2GPI, pero la actividad AL se perdía en el proceso de purificación, mientras el plasma estudiado tenía ambas actividades. Este hallazgo aporta algo de luz al antígeno de los AAC y, desde entonces, se habla de anticuerpos cofactor dependientes o antifosfolipoproteínas, los cuales serían propios de las enfermedades autoinmunes y que se asocian a fenómenos trombóticos. No obstante, hay otros anticuerpos antifosfolípidos verdaderos que no se relacionan con trombosis, no sería un fenómeno autoinmune, son transitorios y se asocian a algunas enfermedades infecciosas o a determinados fármacos. La última incógnita por aclarar, a pesar de las múltiples hipótesis de estudio y publicaciones que ha generado,[1,2] es el mecanismo por el cual los AAF producen trombosis.

A pesar de las muchas controversias en su origen, determinación y patogénesis, los AAF han significado un importante avance en la clínica. Así, han permitido identificar, clasificar y tratar de forma diferente a una nueva entidad denominada síndrome antifosfolipídico (SAF) que engloba a personas portadoras de estos anticuerpos con una patología vásculooclusiva no inflamatoria, manifestada por trombosis venosa y/o arterial y complicaciones obstétricas por enfermedad vascular placentaria.[3] La presencia de una manifestación clínica y una prueba positiva de laboratorio permite hacer el diagnostico de SAF según los criterios internacionales aceptados (ver capítulo del diagnóstico del SAF). No obstante, se han descrito otras múltiples manifestaciones clínicas que no se explican por un mecanismo trombótico, lo cual complica aún más la comprensión de la patogénesis clínica de estos AAF. Todo ello ha llevado a pensar que los AAF podrían ser más bien un epifenómeno que la causa de tantas manifestaciones clínicas.

En este capítulo se desarrollarán las manifestaciones clínicas del SAF frecuentes, silentes y raras y siempre deberíamos interpretarlas en el contexto de un SAF primario, excluyendo los pacientes con AAF asociados a otra enfermedad, como sucede en el lupus o SAF secundario al lupus, ya que muchas de sus manifestaciones pueden ser atribuidas a otros factores del lupus y no simplemente a los AAF. Otro problema es la frecuente observación de pacientes con AAF a títulos bajos y clínica susceptible de interpretarse como secundaria a otras múltiples causas, tal y como sucede en las trombosis y en las complicaciones obstétricas de estos pacientes. Este problema es difícil de solventar debido a la dificultad en la reproductibilidad tanto de los AAC como del AL en el laboratorio.[4-8]

2   Espectro clínico del síndrome antifosfolipídico

La presencia de AAF comporta un amplio espectro de situaciones clínicas,[9] que van desde personas sanas con aFL sin manifestaciones clínicas (grupo de asintomáticos), a las que presentan manifestaciones trombóticas y/o obstétricas típicas del SAF y que cumplen con los criterios de clasificación actualizados.[10] Otro grupo sería el de aquellos pacientes que presentan acontecimientos clínicos compatibles con SAF, pero en los que no se puede demostrar AAF, por lo que se les engloba como presunto SAF seronegativo, algunos de ellos considerados, previamente, como síndrome de Sneddon (asociación de livedo reticularis y accidente vascular cerebral).

Por último, estarían los que tienen clínica compatible, bajos títulos de AAF y otros cofactores protrombóticos, que podría justificar la expresividad clínica (pseudo-SAF o mal diagnosticados), así como aquellas personas con AAF y manifestaciones clínicas que no pueden interpretarse por causa trombótica vasooclusiva, grupo que no cumple con los criterios diagnósticos de SAF, también llamado pre-SAF (véase la figura 1). Este comportamiento tan heterogéneo de los AAF implica a todas las especialidades médicas y, por tanto, cualquier especialista debería tener unos conocimientos básicos para reconocer y orientar a estos pacientes.

La prevalencia de AAF tipo AL y AAC a títulos elevados es inferior al 1 %, aunque los AAC, que sí son titulables a diferencia del AL, se han detectado hasta un 5 %. No obstante, los resultados de los títulos bajos de AAC no son equipara-

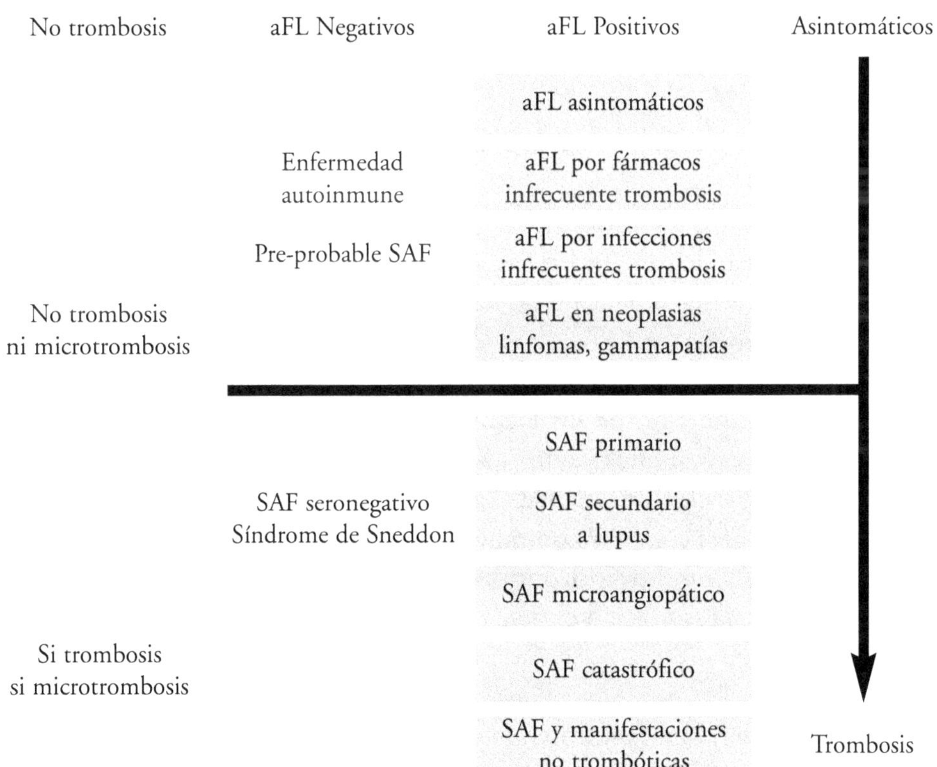

Figura 1. Espectro clínico de los anticuerpos antifosfolipídicos.
SAF: síndrome antifosfolipídico primario; AAF: anticuerpos antifosfolipídicos.

bles[5,6,8] entre diferentes laboratorios, tanto por *kits* comerciales como por *homemade* ELISA, ya que la positividad, a partir de desviaciones estándar, se ha realizado de dos a cinco y lo mismo sucede si cuantificamos con unidades GPL y/o MPL (unidades de isotipo de anticuerpos y absorbancia óptica).

En estudios de seguimiento de pacientes con AAF, las trombosis se observan entre el 50 % y el 70 % de los casos, aunque un 30 % o más permanecen asintomáticos. No obstante, para que una mujer sea diagnosticada de SAF por pérdidas fetales secundarias a trombosis placentaria o posparto debe existir una gestación previa. En muchas mujeres con AAF asintomáticos la ausencia de gestaciones o la profilaxis para evitar complicaciones durante las mismas pueden impedir el diagnóstico de SAF. En personas portadoras de AAF, las primeras manifestaciones suelen aparecer en la tercera o cuarta década de la vida, pero ello no excluye que también puedan ocurrir en edad pediátrica y en ancianos. En el SAF primario la relación hombre/mujer es de 5:1 y en el SAF secundario a lupus de 7:1. En relación con el sexo, se aprecia un predominio de livedo reticularis y migraña en las mujeres y de infarto de miocardio, epilepsia y trombosis arterial de extremidades en el varón.

2.1 Anticuerpos antifosfolipídicos asintomáticos

La génesis de los AAF es muy poco conocida. La razón por la que algunas personas sin enfermedad de base desarrollan AAF es desconocida, como tampoco tiene una explicación satisfactoria el hecho de que algunas personas presenten trombosis y otras no. Aunque los AAF sean el factor protrombótico principal, es frecuente detectar uno o varios cofactores durante los episodios trombóticos de estos pacientes. La identificación de los factores de riesgo para la transición de AAF asintomáticos a un SAF incluye una historia previa de trombosis, la presencia de un AL y los títulos elevados de AAC-IgG. Un estudio reciente de diversos anticuerpos en pacientes con SAF contradice investigaciones previas y confirma que la asociación de AL, anti-β_2GPI, antiprotrombina y antianexina V con trombosis es más fuerte que la asociación entre otros AAF y trombosis.[11]

2.2 Síndrome antifosfolipídico probable

Muchos pacientes con AAF positivos presentan manifestaciones sugestivas de SAF sin cumplir criterios clínicos de clasificación actuales: trombosis y complicaciones obstétricas. Estos pacientes se pueden clasificar como probable SAF o pre-SAF.[12] Las manifestaciones clínicas incluyen la livedo reticularis racemosa (LRR), corea, trombopenia, una muerte embrionaria o aborto precoz, lesiones valvulares cardíacas e imágenes de vasculopatía cerebral. La LRR es la manifestación dermatológica más frecuente y algunos estudios han mostrado que las lesiones cutáneas son la primera expresividad clínica en el 41 % de los pacientes con SAF. Los pacientes con síndrome de Sneddon que presentan LRR y un AVC pueden mostrar AAF, pero, también, pueden aparecer estas manifestaciones en su ausencia. La LRR sola puede preceder al SAF y a la complicación trombótica del AVC o trombosis en otras localizaciones. Estos pacientes pueden, también, padecer hipertensión arterial, valvulopatía cardíaca, epilepsia y afectación renal. Algunos autores han sugerido que la profilaxis antitrombótica primaria podría ser beneficiosa en la prevención de trombosis en los pacientes con pre-SAF.

2.3   Síndrome antifosfolipídico seronegativo

Un subgrupo de pacientes ha sido identificado por presentar manifestaciones clínicas de SAF sin que se hayan detectado los AAF del tipo AL, anti-β_2GPI, los AAC en todos sus isotipos u otros AAF, como antifosfatidilserina/protrombina o antifosfatidiletanolamina. Algunos de ellos con una trombosis arterial o venosa y AAF inicialmente negativos pueden ulteriormente positivizarse.[13] En nuestra experiencia estos pacientes progresan en las manifestaciones clínicas pero los AAF han persistido negativos.

2.4   Síndrome antifosfolipídico definido

Para que las publicaciones clínicas sobre los pacientes con SAF fueran equiparables se establecieron unos criterios clínicos y de laboratorio de consenso que permiten clasificar y, por tanto, hacer el diagnóstico de SAF primario cuando no existe una enfermedad de base o de SAF asociado si coexistía, hecho más frecuente en el lupus eritematoso sistémico. Los últimos criterios son los de Sidney de 2006,[10] que modifican los de Sapporo de 1999. El diagnóstico se basa en parámetros clínicos y de laboratorio. Los datos clínicos son la existencia de trombosis venosa y/o arterial de vaso grande o pequeño en cualquier territorio y/o complicaciones obstétricas debidas a una patología placentaria vasooclusiva que condiciona una insuficiencia placentaria. Los criterios de laboratorio requieren de la presencia del AL y/o AAC isotipo IgG o IgM a títulos medios o altos (> 40 UGPL o una IgM con título de UMPL superior al percentil 99 %), confirmados en una segunda determinación con intervalo no inferior a doce semanas. En estos criterios se incluye por primera vez los anti-β_2GPI isotipo IgG e IgM por ser altamente predictivos de riesgo trombótico. No se incluyen otros anticuerpos relacionados con los AAF, como los antiprotrombina o los antianexina V, por no aportar valor añadido al diagnóstico de laboratorio del SAF.

2.5   *Síndrome antifosfolipídico microangiopático*

Los pacientes con SAF pueden presentar cuadros clínicos caracterizados por manifestaciones catalogadas de microangiopáticas, como son la púrpura trombótica trombocitopénica (PTT); el síndrome HELLP (acrónimo de hemólisis); la elevación de enzimas hepáticos; la plaquetopenia, y el síndrome antifosfolipídico catastrófico (SAFC), que también se manifiesta con clínica de microangiopatía trombótica.[12]

La PTT se debe a una patología microvascular trombótica cuya patogenia se debe la presencia de multímeros plasmáticos circulantes del factor Von Willebrand, como consecuencia de la deficiencia de una proteasa fragmentadora de este factor (deficiencia ADAMTS).[13] Algunos de estos pacientes tienen de forma concomitante PTT y AAF así como lupus, PTT y AAF. Se ha detectado una deficiencia primaria de ADAMTS-13 y anticuerpos inhibidores de la ADAMTS-13 en pacientes con PTT y AAF.

El síndrome hemolítico urémico es otra entidad microangiopática de la infancia o del adulto en la cual se han detectado casos con AAF.

En los casos del síndrome HELLP parece que el cuadro sería promovido por los AAF y estas pacientes tendrían un mayor riesgo de desarrollar preeclampsia o eclampsia.

2.6   *Pseudosíndrome antifosfolipídico*

La determinación de AAF de forma indiscriminada en situaciones clínicas muy frecuentes, como el AVC o los abortos de repetición, permite detectar pacientes con títulos bajos de AAF, muchos de los cuales presentan otros factores de riesgo vascular. Una inadecuada valoración de estos casos nos puede llevar a considerar que los AAF no tienen valor clínico en ciertas situaciones.[14,15] Por lo tanto, la introducción de un título de los AAC > 40 UGPL como criterio diagnóstico de SAF es acertada, aunque es imposible repetir siempre la misma cuantificación de los AAC, ya que la relación entre las unidades GPL y absorbancia óptica no es rectilínea.

2.7 *Anticuerpos antifosfolipídicos relacionados con fármacos, infecciones o neoplasias*

Algunos fármacos capaces de inducir lupus pueden desencadenar AAF, aunque la mayoría son de tipo IgM, a títulos bajos, y no se acompañan de manifestaciones trombóticas.

Algunas infecciones presentan AAF de tipo AAC y mucho menos AL. Éstos son los verdaderos AAF, ya que reconocen los fosfolípidos aniónicos pero no van dirigidos contra fosfolipoproteínas o contra cofactores tipo β_2GPI. Sólo en algunas infecciones por parvovirus, en la lepra o en algún caso de citomegalovirus se ha demostrado que también pueden ir dirigidos contra fosfolipoproteínas del tipo β_2GPI.

Algunas gammapatías monoclonales, con o sin mieloma o linfoma, presentan AAF, sin que haya relación con manifestaciones trombóticas.[8]

2.8 *Síndrome antifosfolipídico catastrófico*

Es una grave complicación del SAF que será motivo de otro capítulo de esta monografía.

3 Manifestaciones clínicas frecuentes del síndrome antifosfolipídico: trombosis y complicaciones obstétricas

La definición del SAF como un estado de hipercoagulabilidad vasooclusivo no inflamatorio, adquirido y mediado por AAF es la más aceptada. Por lo tanto, las manifestaciones más frecuentes son las trombosis venosas y/o arteriales, que se pueden dar en cualquier órgano del cuerpo en forma de trombosis de gran vaso, de pequeño vaso o de ambos a la vez (véase la tabla 1). Un estado de hipercoagulación que provoca trombosis venosa y arterial hace suponer que está mediado por los factores plasmáticos de la coagulación sanguínea, las plaquetas y/o la pared vascular. Ello explica que, a pesar de muchos estudios, la patogenia de la trombosis sea aún desconocida y que el tratamiento, por tanto, no sea específico.

Trombosis de grandes vasos
• Sistema nervioso central: accidente vascular cerebral transitorio; accidente vascular cerebral; trombosis venosa cerebral; síndrome de Sneddon
• Cardiovascular: oclusión coronaria trombótica o embólica; vegetaciones; trombos valvulares; trombos intracardíacos; trombosis aórtica, mesentérica venosa y arterial; vena cava superior e inferior; suprahepáticas; troncos supraaórticos; eje esplenoportal con hipertensión portal prehepática, y arterias renales
• Pulmón: embolismo pulmonar; hipertensión arterial pulmonar; hemorragia alveolar por capilaritis pulmonar; trombosis venosa y/o arterial pulmonar
• Cutáneo: trombosis venosa superficial, úlceras cutáneas isquémicas, pies azules
• Ojos: obstrucción de vena y arteria retiniana; amaurosis fugaz
• Renal: trombosis de la vena y/o arteria renal; infarto renal; insuficiencia renal aguda; proteinuria; hematuria; hipertensión; síndrome nefrótico y deterioro progresivo de la función renal
• Endocrinología: infarto; hematoma suprarrenal con insuficiencia suprarrenal si es bilateral; infarto testicular, prostático o hipofisario con fallo hipofisario
• Gastrointestinales: síndrome de Budd Chiari por oclusión de suprahepáticas; infarto hepático, vesicular, intestinal o esplénico por trombosis
• Placenta: trombosis parcial o total de los vasos placentarios que provoca retraso del crecimiento, distrés fetal, pérdidas fetales, preeclampsia y eclampsia, síndrome de HELLP
Trombosis de pequeños vasos o de la microcirculación
• Ojos: retinopatía trombótica
• Cutánea: livedo reticularis, gangrena superficial, púrpura, equimosis
• Cardíaca: infarto por trombosis cardíaca microangiopática, miocardiopatía isquémica por microtrombosis
• Pulmón: hemorragia pulmonar, distrés pulmonar posparto
• Riñón: microangiopatía trombótica, hipertensión arterial, insuficiencia renal
• Hematología: anemia y plaquetopenia microangiopática, coagulación intravascular diseminada en el curso del síndrome catastrófico por AAF
• Gastrointestinal: microinfartos hepáticos, esplénicos e intestinales
• Cerebral: microinfartos cerebrales simulando una esclerosis múltiple
• Suprarrenal: microtrombosis con posterior hemorragia y hematomas suprarrenales

Tabla 1.
Las manifestaciones clínicas trombóticas frecuentes e infrecuentes del síndrome antifosfolipídico.

3.1 Trombosis venosa

La trombosis venosa (TV) es más frecuente que la arterial.[16,17] Los estudios demuestran que de las manifestaciones trombóticas, en el SAF primario o asociado a otras enfermedades, un 60 % son venosas, el 28 % arteriales y, alrededor de un 13 %, ambas, aunque esto varía en función de las diferentes series publicadas e, incluso, del seguimiento prospectivo de una serie de pacientes. La trombosis venosa profunda (TVP) de extremidades inferiores puede ser la primera y única manifestación del SAF entre el 29 a 55 % de los casos; un 50 % de los mismos desarrollará tromboembolismo pulmonar, que puede ser asintomático. Los pacientes con síntomas típicos de embolismo pulmonar no presentan manifestaciones clínicas de TVP en la mitad de los casos. Tampoco existe un patrón de TV sugestivo de estar asociado a AAF. Los sitios menos frecuentes de TV en el SAF son las extremidades superiores, las venas intracraneales, cava, suprahepáticas (síndrome de Budd-Chiari), porta, renal o retiniana, y otras, aun, menos frecuentes. En el cerebro, la trombosis puede ser superficial y profunda, pudiendo ocasionar un infarto cerebral.[18,19]

Ante cualquier TVP, con o sin embolia pulmonar, está indicado determinar AAF, ya que es la forma más frecuente de manifestarse el SAF. Incluso en pacientes con una trombofilia hereditaria o familiar está justificado estudiar los AAF, ya que algunos pacientes presentan más de un desorden trombofílico.[20,21] Asimismo, el riesgo de nuevos episodios de TVP con o sin EP en pacientes con AAF es muy elevado en ausencia de profilaxis antitrombótica.[22]

3.1.1 Trombosis arterial

Es menos común en el SAF que la venosa y se produce en varias localizaciones. En el estudio europeo de 1.000 pacientes con SAF, un 13 % de los mismos presentaban un accidente vascular cerebral (ACV); el 7 % un accidente isquémico transitorio (AIT), y el 2,8 % un infarto de miocardio.[23] Otros territorios arteriales incluyen la zona de arterias braquial, subclavia y axilar, aorta, ilíaca, femoral, renal, mesentérica y retina. La presentación más común es el ACV (50 %) o el infarto agudo de miocardio (23 %). Los AAF son un factor de riesgo importante de ACV recurrente.[24] Un accidente trombótico arterial en una persona de menos de sesenta años y sin los factores de riesgo vascular clásicos nos debe hacer sospechar un SAF. Esta forma inusual de trombosis arterial es propia de los AAF y excepcional en otras causas de trombofilia. Las manifestaciones clínicas de la fase aguda y de las secuelas dependerán del territorio arterial y calibre afectado.

3.1.2   *Manifestaciones obstétricas*

Las mujeres gestantes con niveles altos de AAF presentan complicaciones obstétricas hasta en un 80 % de los casos, que se manifiestan en forma de abortos, muertes fetales, retraso de crecimiento intrauterino, distrés fetal, eclampsia, desprendimiento prematuro de placenta, parto prematuro y otras. Todas ellas serán explicadas en otro capítulo de este libro.

4   Manifestaciones poco frecuentes del síndrome antifosfolipídico

4.1   *Manifestaciones cardíacas y anticuerpos antifosfolipídicos*

Las manifestaciones cardíacas mediadas por AAF son complejas y varían desde la trombosis coronaria y el infarto de miocardio hasta las lesiones valvulares, los trombos o vegetaciones valvulares y el embolismo coronario. Otras manifestaciones incluyen una mayor frecuencia de reestenosis de la angioplastia percutánea transluminal o de los *bypass* coronarios, una miocardiopatía isquémica, la insuficiencia cardíaca y la hipertensión arterial pulmonar secundaria a embolismos o trombosis *in situ*.[25]

La lesión valvular cardíaca se manifiesta por un engrosamiento del velo libre valvular que induce una insuficiencia, habitualmente asintomática, pero que puede ser grave y precisar de un recambio valvular,[26] aunque esto último es raro. La válvula mitral y aórtica son las más frecuentemente lesionadas, con una prevalencia en los diferentes estudios entre el 40 % y 60 %, según se realice ecocardiografía transtorácica o transesofágica y se trate de pacientes con lupus o con SAF primario. Las vegetaciones valvulares cardíacas son poco frecuentes, ya que se ven sólo en un 4 % de los casos y el tratamiento anticoagulante no siempre ha sido eficaz para hacer desaparecer estos posibles trombos. Su presencia condiciona indicación de profilaxis de endocarditis infecciosa en procedimientos de riesgo.

La miocardiopatía isquémica por afectación de la microcirculación, a veces con insuficiencia cardíaca, es un hecho más frecuente de lo que previamente se había estimado. Cursa con coronarias normales y, aunque se puede sospechar por estudio eco-*doppler* cardíaco meticuloso, su confirmación se realiza mediante las nuevas técnicas de RM cardíaca, de rendimiento superior a los estudios de perfusión con SPECT.

4.2　*Manifestaciones cutáneas y anticuerpos antifosfolipídicos*

Las manifestaciones cutáneas descritas en relación a los AAF son múltiples. No obstante, sólo una parte pueden ser atribuibles a un mecanismo de hipercoagulación o trombótico, que se puede producir en el transcurso de un síndrome antifosfolípido catastrófico o como una lesión trombótica cutánea exteriorizada por extensas áreas necróticas de la piel. Las otras manifestaciones dermatológicas no son específicas de AAF, pero su frecuente presentación hace pensar que no se trata de una asociación casual. Entre estas tenemos la livedo reticularis racemosa (LRR), el pioderma gangrenoso, anetoderma, la atrofia blanca, la vasculopatía livedoide o la papulosis atrófica de Degos.[27] A continuación se describen con más detalle algunas de estas lesiones e imágenes de las mismas (véase la figura 2).

La LRR se presenta en un 30 % de los enfermos con AAF, pero se ha descrito hasta en un 70 % en alguna serie. La temperatura ambiental y la postura del paciente influyen: con el enfermo de pie y temperatura baja aumenta la expresión de la misma. No obstante, la LRR no siempre es generalizada y hay que buscarla en zonas de extensión, como el dorso de las manos, los pies, las rodillas y el tronco. Algunos autores distinguen la livedo reticularis definida como de círculos finos, no rotos y regulares, frente a la racemosa, que sería de círculos gruesos, rotos e irregulares. La segunda forma sería más propia del SAF y es más persistente, violácea, no modificable con el calor, roja o azulada, reticular o parcheada, sobre todo en la piel del tronco y extremidades. Sin embargo, en la práctica clínica no es fácil la distinción entre ambas formas. Los enfermos con LRR y SAF tendrían una mayor incidencia de AVC, trombosis, hipertensión arterial, Raynaud, valvulopatía cardíaca y pérdidas fetales. La presencia de LRR se considera factor de mal pronóstico en los pacientes con AAF. La LRR es el signo físico más válido para sospechar que el paciente puede tener AAF con o sin SAF o un síndrome de Sneddon con o sin AAF. No se conoce bien la fisiopatología de la LRR, no es fácil cuantificarla y la biopsia cutánea tampoco permite establecer el diagnóstico de certeza ni si está mediada por AAF. En principio, no es una vasculitis y, únicamente, puede existir cierto infiltrado linfohistiocitario y endotelitis que puede acabar en oclusión del vaso y aparición de fibrosis de la pared.

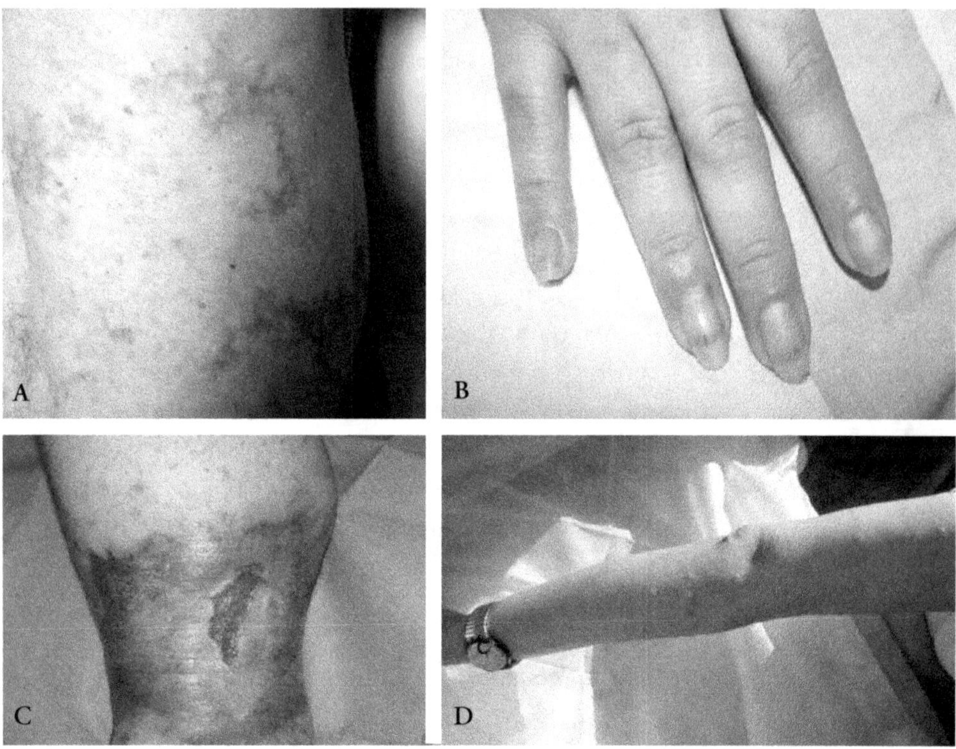

Figura 2. Imágenes de algunas lesiones cutáneas asociadas al SAF. A) Livedo reticularis racemosa. B) Hemorragias subungeales en astilla. C) Pioderma gangrenoso. D) Anetoderma.

El pioderma gangrenoso es una dermatitis neutrofílica asociada a múltiples patologías. No obstante, hay casos en que sólo se detecta, como factor asociado, la presencia de AAF. Ante una úlcera muy dolorosa, con infiltrado de la dermis por neutrófilos, en ausencia de infección o neoplasia, hay que pensar en un pioderma y, en la actualidad, en el estudio de la etiología del mismo se deben determinar los AAF. No queda claro si se trata de un subtipo de pioderma, pero, en nuestra serie, el primer caso, de tres observados en veinte años, tuvo una mejoría espectacular sólo administrándole aspirina.[28] Los otros se comportaron como piodermas refractarios y no respondieron a anticoagulación ni antiagregación o terapia con múltiples inmunosupresores.[29]

El anetoderma es una enfermedad cutánea muy rara que se caracteriza por la pérdida de fibras elásticas de la piel. Las lesiones aparecen de forma típica en la parte proximal de las extremidades y superior del tronco. Se presentan como pápulas escasas o múltiples, flácidas al tacto o, incluso, como una herniación cutánea. Aunque, mayoritariamente, es idiopática, a veces, se asocia a enfermedades autoinmunes sistémicas, principalmente al lupus y, en otras ocasiones, al SAF. No queda claro el papel de los AAF en su patogenia ni de qué forma éstos pueden interferir sobre las fibras elásticas dérmicas. Un desequilibrio entre las metaloproteasas tisulares e inhibidores tisulares de crecimiento ha sido demostrado en la piel anetodérmica.

La papulosis atrófica maligna o enfermedad de Degos es una enfermedad vasooclusiva que afecta, predominantemente, a la piel, al tracto gastrointestinal y al sistema nervioso central. En los últimos años se han descrito varios casos asociados a los AAF. La patogénesis se intenta explicar por una infección viral, autoinmunidad y un estado de hipercoagulación sanguínea. Los casos tratados con inmunosupresores, anticoagulación o antiagregación son los pacientes que presentaban AAF.

4.3 *Manifestaciones neurológicas*

El reconocimiento de los AAF y del SAF ha sido de gran importancia para la interpretación de las manifestaciones neurológicas en pacientes con LES. Su identificación ha condicionado un enfoque terapéutico totalmente diferente, de forma que lo que antes se trataba con inmunosupresores ahora induce a la anticoagulación. El avance en las pruebas de neuroimagen, tomografía computerizada y resonancia magnética (RM) ha ayudado a interpretar mejor los cuadros neurológicos y su relación con los AAF. No se duda, en la actualidad, del estado de hipercoagulabilidad inducido por los AAF, que condiciona una mayor predisposición a la trombosis cerebral. No obstante, desde la inicial descripción del SAF primario, se han descrito múltiples manifestaciones clínicas que no pueden interpretarse por este mecanismo, pero parece haber evidencia de la implicación de los AAF. Algunos cuadros, como la demencia multiinfártica, la epilepsia post-AVC o la encefalopatía isquémica aguda, se interpretan como complicaciones trombóticas de los AAF. Ello no es tan evidente en la mielitis transversa, polirradiculoneuritis, corea, parkinson y distonías, convulsiones sin AVC previo, hipertensión intracraneal benigna, síndromes oculares, demencia, depresión, psicosis, disfunción cognitiva, amnesia global transitoria, hipoacusia neurosensorial (véase la tabla 2) y otras más raras, donde es necesario hipotetizar otro mecanismo lesional.[30] El mecanismo de la afectación cerebral por los AAF no se conoce bien. Aunque el mecanismo patogénico principal mediado por los AAF es el trombótico, también se ha demostrado que los AAF, en modelos experimentales, se unen a las neuronas y células gliales y alteran su función.

Enfermedad cerebrovascular

– Accidente isquémico transitorio
   – AVC
   – Síndrome de Sneddon
   – Encefalopatía isquémica aguda
   – Enfermedad de Moyamoya
   – Trombosis venosa cerebral

Convulsiones
Migraña acompañada
Corea
Pseudoesclerosis múltiple
Mielitis transversa
Hipertensión intracraneal idiopática
Hipoacusia neurosensorial
Síndrome de Guillain-Barré
Amnesia global transitoria
Parkinson y otras distonías
Disfunción cognitiva
Demencia
Depresión psicológica
Psicosis

Tabla 2.
Manifestaciones neuropsiquiátricas asociadas a anticuerpos antifosfolipídicos.

La epilepsia es una patología no infrecuente: en dos series se ha detectado en el 7 % y 8,6 % de los casos con SAF y parece más frecuente en los casos de SAF asociado a lupus (13,7 %) que en los SAF primario (6 %). No obstante, es probable que las formas de epilepsia exteriorizadas como ausencias o crisis de pequeño mal sean infradiagnosticadas. La epilepsia en el SAF es una patología en la que es difícil establecer el mecanismo cuando hay ausencia clínica de AVC o no se pueden demostrar lesiones isquémicas por neuroimagen. A pesar de ello es probable que la etiología isquémica sea lo más factible, aunque no siempre demostrable.

La corea es otra rara manifestación que se atribuye a una causa isquémica o a la unión de los AAF a los ganglios basales. Se puede ver en pacientes que sólo tienen AAFL, ya que, de los cincuenta primeros casos publicados, el 30 % tenían sólo un SAFP. El 66 % de los pacientes tuvieron un único episodio y éste era bilateral en el 55 % de los casos. La RM demostró lesiones isquémicas en el 35 % de los pacientes. El cuadro clínico se autolimita y suele responder a un tratamiento neuroléptico inespecífico.

La pseudoesclerosis múltiple asociada a AAF es otra manifestación clínica controvertida que se ha relacionado con estos anticuerpos. Algunos síntomas inespecíficos (como son los de migraña acompañada con parestesias, paresia de pares craneales y/o extremidades, amaurosis fugaz y una RM que muestra, en T2, múltiples lesiones hiperintensas en sustancia blanca periventricular catalogadas de isquémicas, vasculíticas o desmielinizantes) pueden llevar al diagnóstico erróneo de esclerosis múltiple, equivocación que puede tener connotaciones negativas. Estas lesiones de la RM se ven con mucha frecuencia en SAF, pero, también, en la población general como algo inespecífico y pueden crear una confusión inicial. El diagnóstico es muy difícil, dado que las manifestaciones clínicas, el estudio de potenciales visuales, auditivos y somatosensoriales, las alteraciones del LCR, incluida la presencia de bandas oligoclonales, y los hallazgos de neuroimagen pueden ser comunes en ambos procesos. No obstante, una buena observación del enfermo, que puede mostrar una LRR, un tiempo de tromboplastina parcial activada prolongado y una meticulosa valoración de la RM deben llevar a la sospecha de SAF. Algunos autores sugieren descartar un SAF ante aquellos cuadros de esclerosis múltiple atípica, especialmente, en su forma recidivante remitente.

La mielitis transversa es otra rara manifestación que está bien documentada en pacientes con AAF sin ninguna enfermedad de base, como el lupus. La mielitis transversa parece más frecuente en los pacientes con lupus y AAF, que en aquellos que no los presentan. En dos series de pacientes con mielitis y lupus, tenían AAF el 43 % y el 64 %. En su patogenia se ha implicado tanto una isquemia como una interacción antígeno-anticuerpo, como es habitual en este proceso. Esto plantea si el tratamiento debe ser inmunosupresor y/o anticoagulante.

La disfunción cognitiva es una manifestación clínica frecuente en los pacientes con AAF, aunque no siempre bien documentada o incluso despreciada por no tener la aparente gravedad de los AVC. En un estudio transversal y otro longitudinal de la función cognitiva en pacientes con lupus y AAF se ha demostrado una alteración de la memoria verbal y no verbal, incluyendo la memoria trabajada, la fluidez verbal, el habla psicomotora, la flexibilidad cognitiva y un descenso de la productividad. Esta disfunción se correlacionaba con los niveles medios y altos de AAF en los pacientes con lupus y no con los anti-DNA y la hipocomplementemia. En modelos experimentales de ratas inmunizadas con β_2GPI humana, la inducción de estos anticuerpos produjo, cinco meses después, hiperactividad y déficit en el aprendizaje y en la memoria. Las implicaciones clínicas de estos resultados sugieren la necesidad de antiagregar y/o anticoagular a estos pacientes. Lo primero es práctica habitual y lo segundo no ha sido realizado de forma sistematizada, a excepción de alguna experiencia puntual.

4.4   *Manifestaciones pulmonares*

El pulmón no es un órgano diana habitual de los AAF, a excepción del tromboembolismo pulmonar. El espectro de las manifestaciones clínicas incluye embolismo pulmonar; trombosis pulmonar *in situ*; desarrollo de hipertensión arterial pulmonar secundaria al tromboembolismo de las arterias pulmonares; hemorragia pulmonar alveolar; distrés respiratorio del adulto, síndrome pulmonar postparto y fibrosis alveolar.[31] Mientras que las manifestaciones tromboembólicas forman parte del estado de hipercoagulabilidad mediado por los AAF, el resto de manifestaciones son raras y difíciles de entender mediante este mecanismo. La hemorragia pulmonar se ve más en varones de mediana edad y se manifiesta con tos; disnea; fiebre con o sin hemoptisis, y anemia que cursa en brotes y acaba provocando insuficiencia respiratoria. La histología muestra una hemorragia pulmonar y trombosis microvascular con o sin capilaritis. El síndrome posparto es una rara entidad caracterizada por fiebre, dolor pleural, disnea, infiltrados pulmonares o derrame pleural. Algunos casos se han observado después de una eclampsia y de forma sorprendente sólo mejoran con el tratamiento con corticoides.

4.5   *Manifestaciones renales*

Los AAF pueden afectar al riñón como único órgano diana o en el transcurso de un síndrome catastrófico relacionado con los AAF. La primera posibilidad es intrigante, ya que es difícil comprender cómo en un estado de hipercoagulabilidad, como es el SAF, sólo se afecte el riñón. La anatomía vascular del riñón y factores hemodinámicos podrían estar implicados. La trombosis en el árbol renal, ya sea en el tronco arterial o en las ramas, arterias intraparenquimatosas y arteriolas, capilares glomerulares y en las venas renales está bien documentado. Las manifestaciones clínicas resultantes son proteinuria de intensidad variable, exacerbación de la nefropatía en pacientes con lupus, fallo renal agudo, hipertensión arterial sistémica de moderada a maligna, necrosis cortical, microangiopatía trombótica, fallo renal progresivo y trombosis de los injertos renales.[32] Parece existir una correlación entre la nefropatía, la LRR y la hipertensión arterial. Algunos autores han detectado una mayor frecuencia de estenosis de la arteria renal en pacientes con AAF e hipertensión arterial de difícil control.

Los enfermos con insuficiencia renal en fase terminal que siguen programa de hemodiálisis tienen más prevalencia de AAF y esto puede tener implicación en sus accesos vasculares por la frecuencia de oclusión y estenosis, así como en la viabilidad del futuro injerto renal. Por tanto, se debe realizar una estrecha vigilancia (análisis clínicos y de laboratorio, control de la presión arterial, proteinuria y del filtrado gomerular) en los pacientes con AAF, en especial en los que presentan LRR.

4.6   Manifestaciones digestivas

A los AAF se les ha implicado en diversas manifestaciones clínicas digestivas por trombosis de vasos de grande y pequeño tamaño (como el síndrome de Budd-Chiari, la trombosis portal o la enfermedad venooclusiva hepática) o bien con manifestaciones no trombóticas hepáticas (como son la hiperplasia nodular regenerativa hepática [HNRH], la hepatitis autoinmune, la cirrosis hepática, la colangitis esclerosante y la cirrosis biliar). La clínica gastrointestinal es la de cuadros isquémicos arteriales y venosos que se manifiestan con la clínica de dolor por isquemia, infarto y hemorragia. También se han descrito pancreatitis, infartos esplénicos y positividad de los AAF en la enfermedad inflamatoria intestinal.[33]

Es difícil interpretar la enfermedad hepática no trombótica fuera del estado de hipercoagulación mediado por los AAF. Varios casos de HNRH han sido publicados con AAF y se ha sugerido que la patogenia podría estar relacionada con un mal drenaje venoso hepático, ya que algunos casos sucedieron después de una enfermedad congestiva hepática con AAF positivos. En cuanto a la cirrosis hepática, parece que la hepatopatía crónica avanzada podría ser inductora de AAF y condicionar las complicaciones trombóticas a nivel del eje esplenoportal. Un estudio realizado en el Hospital Vall d'Hebron de Barcelona sobre AAF en pacientes con hepatopatía por virus C permitió demostrar que, probablemente, se trataba de un epifenómeno y los AAC eran β_2GPI independientes.[34] La asociación entre AAF y hepatitis autoinmune tiene dos lecturas: un estudio demostró que esta enfermedad es más grave en pacientes con AAF positivos; pero otras teorías apuntan a la propia hepatitis como inductora de AAF, como sucede en casos de pacientes con lupus que presentan AAF y hepatitis autoinmune.

4.7 Manifestaciones hematológicas

La púrpura trombocitopénica autoinmune (PTA) es la manifestación más frecuente asociada a AAF. Un 25 % de los pacientes con AAF tienen trombocitopenia, que suele ser moderada con cifras superiores a 50×10^9/litro y asintomática. Asimismo, la investigación de AAF en pacientes con PTA permite detectar su presencia en el 25 % de ellos. En ambos casos, estamos ante el mismo fenómeno, ya que los AAF no tienen nada que ver con los antiplaquetarios, los cuales son la causa de la trombocitopenia. En presencia de recuento plaquetario bajo con manifestaciones hemorrágicas se tratará con inmunodepresores como cualquier PTA sintomática. Algunos casos de trombocitopenia sintomática y AAF se han resuelto con antiagregantes y no con inmunodepresores, lo que hace pensar que los AAF podrían jugar un papel y tratarse de una trombocitopenia microangiopática por consumo. Algo similar a lo que sucede en el síndrome catastrófico por AAF.

Alrededor de un 5 % de los pacientes con AAF presentan anemia hemolítica autoinmune Coombs positiva, aunque el test de Coombs positivo sin hemólisis puede observarse hasta en un 15 % del SAF primario. En algunos casos se ha observado un síndrome de Evans (anemia hemolítica y trombopenia autoinmunes) asociado a AAF. Su abordaje clínico es el descrito para la PTA.

Manifestaciones menos frecuentes son la necrosis de medula ósea y los síndromes microangiopáticos ya comentados (la púrpura trombótica trombocitopénica, el síndrome hemolítico urémico, el síndrome HELLP y el síndrome catastrófico por AAF).[35]

Una manifestación hemorrágica rara es la observada en pacientes con AL, con o sin AAC, con un tiempo de protrombina bajo, anticuerpos antiprotrombina y clínica hemorrágica severa. Se trata de una patología rara que es necesario conocer porque se puede corregir con corticoides, a diferencia de la falta de respuesta de los AAF a la inmunodepresión.

5   Espectro silente en el síndrome antifosfolipídico

Algunas de las repercusiones lesionales del SAF sólo se detectan tras exámenes complementarios realizados en estudios protocolizados o de forma casual. Esto es lo que se ha dado en llamar «el espectro silente de los AAF».

La valvulopatía cardíaca es una clara evidencia de manifestación silente, ya que solo con la práctica de la ecocardiografía-*doppler* transtorácica se detectan los engrosamientos valvulares mitroaórticos iniciales que no tienen repercusión sobre la semiología física. Asimismo, la ecocardiografía transesofágica aumenta la sensibilidad y la cuantificación de las lesiones.[36] Tampoco es infrecuente encontrar vegetaciones o trombos totalmente asintomáticos.

El sistema nervioso central es otro órgano con lesiones demostradas por pruebas de imagen que se comportan como silentes. La RM en pacientes con AAF suele mostrar múltiples pequeñas lesiones hiperintensas periventriculares, las cuales son informadas como de vasculitis, desmielinizantes o isquémicas. El significado de estas lesiones no se conoce bien, pero se ha encontrado una clara relación

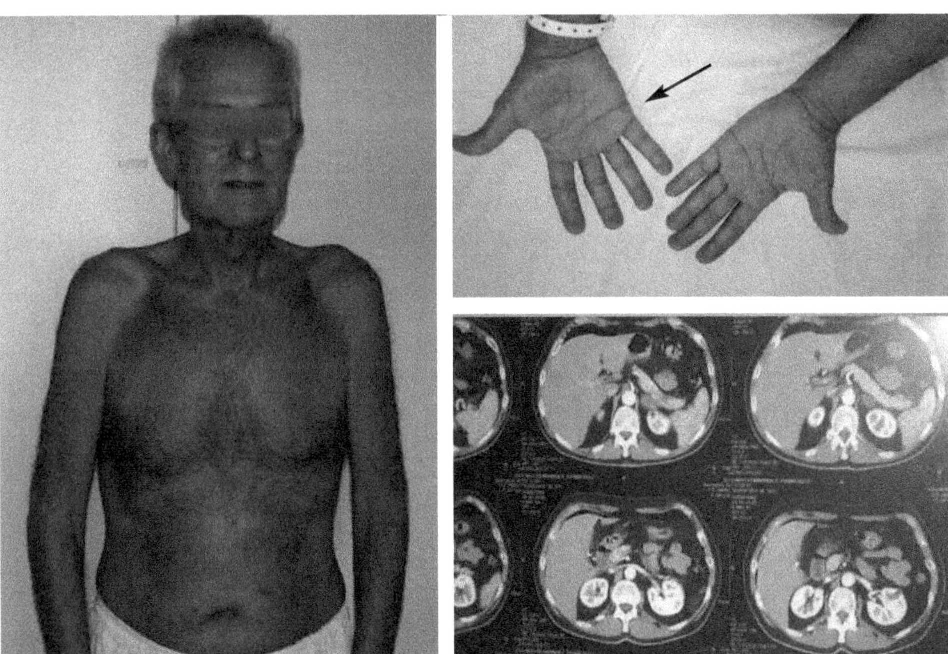

Figura 3. Un paciente diagnosticado de SAP a partir del diagnóstico de enfermedad suprarrenal de Addison. El bronceado del paciente, los surcos cutáneos de la mano, el hematoma suprarrenal izquierdo y la atrofia suprarrenal derecha ilustran esta manifestación del SAP.

entre el declinar cognitivo y el aumento de las mismas. Se ha sugerido que puede tratarse de una microangiopatía trombótica o múltiples pequeños infartos. La mayoría de estos pacientes son asintomáticos, pero otros presentan disfunción cognitiva, pérdida de memoria, falta de atención o epilepsia. También, se ha sugerido la necesidad de solicitar estudio de AAF a estos pacientes.[24]

La realización de pruebas de imagen de forma indiscriminada en los pacientes con AAF hace que encontremos lesiones isquémicas o trombóticas que han pasado desapercibidas o silentes. A nivel esplenoportal se han detectado cavernomatosis portal postrombosis asintomática, infartos esplénicos o trombosis de la vena cava superior.[37]

El estado de hipercoagulación mediado por los AAF y el tratamiento anticoagulante a que son sometidos estos pacientes provoca hemorragias suprarrenales y esto puede provocar una insuficiencia suprarrenal primaria cuando la afectación es bilateral (hasta el año 2003 se habían publicado 80 casos). Algunos pacientes presentan dolor abdominal inespecífico, aunque si hacemos pruebas de imagen nos ponen de manifiesto una hemorragia o hematoma suprarrenal. Otros casos se producen en el transcurso de un síndrome catastrófico por AAF. No obstante, alrededor de un 30 % se presentan de forma silente, como una insuficiencia adrenal sin síntomas previos (véase la figura 3). Sólo una alta sospecha de esta complicación nos ayudará a un diagnóstico precoz.[9]

BIBLIOGRAFÍA

1. Triplett DA, Brandt JT. Lupus anticoagulants: misnomer, paradox, riddle, epiphenomenon. Hematol Pathol 1988; 2: 121-43.

2. Horstman LL, Jy W, Bidot CJ *et al.* Antiphosholipid antibodies. Paradigm in transition. J Neuroinflammation 2009; 6: 1-21.

3. Rotar Z, Rozman B, de Groot PG *et al.* Sixth meeting of the European Forum on antiphospholipid antibodies. How to improve the understanding of the antiphospholipid syndrome? Lupus 2009; 18: 53-60.

4. Pengo V, Ruffatti A, Iliceto S. The diagnosis of the antiphospholipid syndrome. Pathophysiol Haemost Thromb 2006; 35: 175-80.

5. Favaloro EJ, Wong RC. Laboratory testing and identification of antiphospholipid antibodies and the antiphospholipid syndrome: a potpourri of problems, a compilation of possible solutions. Semin Thromb Hemost 2008; 34: 389-410.

6. Hoppensteadt DA, Fabrini N, Bick RL *et al.* Laboratory evaluation of the antiphospholipid syndrome. Hematol Oncol Clin N An 2008; 22: 19-32.

7. Pengo V, Biasiolo A, Gresele P *et al.* Participating Centres of Italian Federation of Thrombosis Centres (FCSA). Survey of lupus anticoagulant diagnosis by central evaluation of positive plasma samples. J Thromb Haemost 2007; 5: 925-30.

8. Reber G, Boehlen F, de Moerloose P. Technical aspects in laboratory testing for antiphospholipid antibodies: is standardization an impossible dream? Semin Thromb Hemost 2008; 34: 340-46.

9. Baker WF, Bick RL, Fared J. Controversies and unresolved issues in antiphospholipid syndrome. Pathogenesis and management. Hematol Oncol Clin N Am 2008; 22: 155-74.

10. Miyakis S. International consensus statement on an update of the classification criteria for definite antiphospholipid syndrome (APS). J Thromb Haemostasis 2006; 4: 295-306.

11. Galli M, Borrelli G, Jacobsen EM *et al.* Clinical significance of different antiphospholipid antibodies in the WAPS (warfarin in the antiphospholipid syndrome) study. Blood 2007; 110: 1178-183.

12. Asherson R. New subsets of antiphospholipid syndrome in 2006; PRE-APS (probable APS) and microangioathic antiphospholipid syndromes (MAPS). Autoimmunity Reviews 2006; 6: 76-80.

13. Hughes GR, Khamashta MA. Seronegative antiphospholipid syndrome. Ann Rheum Dis 2003; 62: 1127.

14. Infante-Rivard C, David M, Gauthier R *et al.* Lupus anticoagulants, anticardiolipin antibodies, and fetal loss. A case-control study. N Engl J Med 1991; 325: 1063-066.

15. Levine SR, Brey RL, Tilley BC *et al.* APASS Investigators. Antiphospholipid antibodies and subsequent thrombo-occlusive events in patients with ischemic stroke. JAMA 2004; 291: 576-84.

16. Asherson RA, Khamashta MA, Ordi-Ros J *et al.* The primary antiphospholipid syndrome: major clinical and serological features. Medicine (Baltimore) 1989; 68: 366-74.

17. Levine JS, Branch DW, Rauch J. The antiphospholipid syndrome. N Engl J Med 2002; 346: 752-63.

18. Provenzale JM, Ortel TL, Allen NB. Systemic thrombosis in patients with antiphospholipid antibodies: lesion distribution and imaging findings. Am J Roentgenol 1998; 170: 285-90.

19. Vianna JL, Khamashta MA, Ordi-Ros J *et al.* Comparison of the primary and secondary antiphospholipid syndrome: a European Multicenter Study of 114 patients. Am J Med 1994; 96: 3-9.

20. Montaruli B, Borchiellini A, Tamponi G *et al.* Factor V Arg506—>Gl mutation in patients with antiphospholipid antibodies. Lupus 1996; 5: 303-06.

21. Schütt M, Klüter H, Hagedorn-Greiwe M *et al.* Familial coexistence of primary antiphospholipid syndrome and factor V Leiden. Lupus 1998; 7: 176-82.

22. Schulman S, Svenungsson E, Granqvist S. Anticardiolipin antibodies predict early recurrence of thromboembolism and death among patients with venous thromboembolism following anticoagulant therapy. Duration of Anticoagulation Study Group. Am J Med 1998; 104: 332-38.

23. Cervera R, Piette JC, Font J *et al.* Euro-Phospholipid Project Group. Antiphospholipid syndrome: clinical and immunologic manifestations and patterns of disease expression in a cohort of 1,000 patients. Arthritis Rheum 2002; 46: 1019-027.

24. Levine SR, Brey RL, Tilley BC *et al.* Antiphospholipid antibodies and subsequent thrombo-occlusive events in patients with ischemic stroke. JAMA 2004; 291: 576-84.

25. Soltész P, Szekanecz Z, Kiss E *et al.* Cardiac manifestations in antiphospholipid syndrome. Autoimmun Rev 2007; 6: 379-86.

26. Galve E, Ordi J, Barquinero J *et al.* Valvular heart disease in the primary antiphospholipid syndrome. Ann Intern Med 1992; 116: 293-98.

27. Weinstein S, Piette W. Cutaneous manifestations of antiphospholipid syndrome. Hematol Oncol Clin N Am 2008; 22: 67-77.

28. Selva A, Ordi J, Roca M *et al.* Pyoderma-gangraenosum-like ulcers associated with lupus anticoagulant. Dermatology 1994; 189: 182-84.

29. Bennett ML, Jackson JM, Jorizzo JL *et al.* Pyoderma gangrenosum. A comparison of typical and atypical forms with an emphasis on time to remission. Case review of 86 patients from 2 institutions. Medicine (Baltimore) 2000: 79: 37-46.

30. Sanna G, Bertolaccini ML, Hughes GRV. Hughes syndrome, the antiphospholipid syndrome. A new chapter in neurology. Ann N Y Acad Sci 2005; 1051: 465-86.

31. Stojanovich L. Pulmonary manifestations in antiphospholipid syndrome. Autoimmunity Reviews 2006; 5: 344-48.

32. Nzerue CM, Hewan-Lowe K, Pierangeli S *et al.* Black swan in the kidney. Renal involvement in the antiphospholipid antibody syndrome. Kidney Intern 2002; 62: 733-44.

33. Uthman I, Khamashta M. The abdominal manifestations of the antiphospholipid syndrome. Rheumatology 2007; 46: 1641-647.

34. Ordi-Ros J, Villarreal J, Monegal F *et al.* Anticardiolipin antibodies in patients with chronic hepatitis C virus infection: characterization in relation to antiphospholipid syndrome. Clin Diagn Lab Immunol 2000; 7: 241-44.

35. Uthman I, Godeau B, Taher A *et al.* The haematological manifestations of antiphospholipid syndrome. Blood reviews 2008; 22:187-94.

36. Turiel M, Muzzupappa S, Gottardi B *et al.* Evaluation of cardiac abnormalities and embolic sources in primary antiphospholipid syndrome by transesophageal echocardiography. Lupus 2000; 9: 406-12.

37. Constantin T, Ponyi A, Varga E *et al.* Antiphospholipid syndrome acompanied by a silent splenic infarct in a patient with juvenil SLE. Rheumatol Int 2006; 26: 951-52.

Capítulo 5

Síndrome antifosfolipídico obstétrico

M. A. Martínez-Zamora, F. Carmona, J. Balasch

Institut Clínic de Ginecologia, Obstetrícia i Neonatologia
Hospital Clínic
Barcelona

Dirección para correspondencia
Hospital Clínic
Prof. Juan Balasch
jbalasch@ub.edu

1 Introducción

Los anticuerpos antifosfolipídicos (AAF) son un grupo heterogéneo de inmunoglobulinas (IgG, IgM o IgA) dirigidas contra fosfolípidos de carga negativa o neutra. Dichos AAF se caracterizan por interferir *in vitro* con la activación del complejo activador de la protrombina, posiblemente, inhibiendo la interacción de dicho complejo y los fosfolípidos. Las cuatro formas básicas de detectarlos son una serología luética (RPR) falsamente positiva, los anticuerpos anticardiolipina (AAC), el anticoagulante lúpico (AL) y los anticuerpos anti-β_2 glicoproteína-1. Estos anticuerpos se han asociado con un amplio abanico de síntomas clínicos que incluyen, entre otros, trombosis arterial y/o venosa recurrentes, trombocitopenia y complicaciones obstétricas. A pesar de que los AAF prolongan *in vitro* las pruebas de coagulación es rara la aparición de hemorragias, siendo éstas atribuibles a trombocitopenia intensa o a la presencia de factores inhibidores de la coagulación.

La asociación entre un anticoagulante circulante y pérdida fetal fue descrita por primera vez en la década de 1950. Más tarde, Nilsson[1] describió el caso de una paciente, aparentemente sana, con el antecedente de tres pérdidas fetales intrauterinas previas, todas ellas sin causa aparente. Durante la tercera gestación había presentado una prolongación inexplicada de los tiempos de protrombina y de coagulación; su cuarta gestación finalizó a las 34 semanas, mediante cesárea y después de una monitorización obstétrica cuidadosa, naciendo un feto vivo. La placenta presentaba abundantes infartos y depósitos de fibrina.

Soulier y Boffa[2] describieron una serie de tres pacientes con antecedentes de episodios tromboembólicos y abortos de repetición. Además, cada una de ellas presentaba un anticoagulante circulante, que fue identificado como una antitromboplastina. Derue y Lockshin[3] fueron los primeros en relacionar la presencia de AAC con la pérdida fetal.

Desde dichos estudios hasta la actualidad se han descrito diferentes complicaciones obstétricas como consecuencia del síndrome antifosfolipídico (SAF), que

> – Una o más muertes fetales en un feto morfológicamente normal ≥ 10 semanas de gestación, con morfología fetal normal, documentada mediante ecografía obstétrica o el examen directo del feto
>
> – Uno o más partos prematuros de un neonato, morfológicamente normal, antes de la semana 34 de gestación debido a:
>
> > Eclampsia o preeclampsia grave
> >
> > Signos claros de insuficiencia placentaria
>
> – Tres o más abortos espontáneos de causa desconocida antes de la semana 10 de gestación, habiendo descartado alteraciones anatómicas y hormonales maternas, así como alteraciones cromosómicas maternas y paternas

Tabla 1.
Criterios clínicos obstétricos para el diagnóstico del síndrome antifosfolipídico.

forman parte de sus criterios diagnósticos[3] (véase la tabla 1). El embarazo en una paciente con SAF debe ser considerado una situación de alto riesgo, por lo que hay que realizar un control estricto en todos los casos puesto que, en la actualidad, no hay estudios que permitan estratificar el riesgo individual.

2 Anticuerpos antifosfolipídicos y patogenia de las complicaciones obstétricas

El origen y el papel de los AAF en el SAF no son bien conocidos. Así, es posible que tanto los síntomas como los AAF sean inducidos por el mismo proceso patológico, o bien que sean los AAF los responsables directos de la sintomatología del SAF. Sin embargo, algunos trabajos experimentales sugieren un papel mediador de dichos anticuerpos en la producción de los síntomas del SAF.

El mecanismo fisiopatológico que, con más frecuencia, se cita para explicar la pérdida fetal asociada a los AAF es la predisposición a la trombosis a nivel de la circulación útero-placentaria con inadecuada perfusión sanguínea, lo que provocaría una placentación anómala en fases iniciales de la gestación y, más tarde, infarto placentario.[4-8] De hecho, tanto el retraso de crecimiento intrauterino, como la preeclampsia y la muerte fetal, condiciones comunes en las gestaciones de pacientes con AAF, forman parte de un continuo de alteraciones con cambios anatomopatológicos similares en el lecho placentario y, en los cuales, el resultado final de la gestación depende de la severidad de dichos cambios.[7]

Se han propuesto diferentes mecanismos que explicarían la insuficiencia y el infarto placentarios asociados a los AAF. El más frecuentemente sugerido es la interferencia con las funciones plaquetarias y de las células endoteliales.[5-8] El endotelio sintetiza prostaciclina, un potente vasodilatador y antiagregante plaquetario, lo que mantiene, por tanto, la permeabilidad vascular. Se ha demostrado que el AL reduce la producción endotelial de prostaciclina; este efecto es abolido mediante la adición de ácido araquidónico, sugiriendo que el AL actúa afectando a la biodisponibilidad de dicho ácido, que es necesario para la síntesis de prostaciclina.[7] Asimismo, los AAF son capaces de dañar la membrana de las células endoteliales exponiendo el colágeno de las capas subendoteliales, lo cual representa un potente mecanismo para la agregación plaquetaria. Por otra parte, los AAF pueden alterar, directamente, la función de las plaquetas al modificar la composición de la membrana celular; esto implicaría cambios en la forma de las plaquetas y agregación de las mismas. Al mismo tiempo, el mecanismo de agregación está acompañado por la activación y la pérdida de contenido de los gránulos plaquetarios con síntesis y liberación de tromboxano, un potente vasoconstrictor y proagregante; este compuesto es capaz de reclutar más plaquetas y perpetuar el proceso de agregación.[7]

Se han propuesto, también, otros mecanismos por los que los AAF podrían producir trombosis; entre ellos, se incluirían: la alteración de la fibrinolisis; la activación plaquetaria; la disminución o la interferencia con la actividad de la antitrombina III; la interferencia con la inactivación del factor Va, dependiente de la proteína C; la inhibición de la producción de precalicreína; la inhibición de la activación de la proteína C; la inducción de actividad procoagulante en los monocitos y las células endoteliales mediante el aumento en la expresión de factor hístico; la reducción de proteínas placentarias anticoagulantes como la anexina V.[4,7,9,10]

Sin embargo, aunque el mecanismo más aceptado para explicar la pérdida fetal en el SAF es la lesión placentaria relacionada con la trombosis, hay que resaltar que el hallazgo de infartos placentarios no es universal y que otros mecanismos no trombóticos pueden estar implicados. Algunos experimentos han demostrado que:

1. Los AAF son capaces de inducir la pérdida gestacional en el ratón, alterando la capacidad de implantación del embrión, al parecer al reaccionar directamente con las células del trofoectodermo.[11]
2. El SAF en el ratón se asocia con una disminución de la producción de aquellas citocinas definidas como reguladores «positivos» del embarazo,[12] siendo prevenida la pérdida fetal por la administración *in vitro* de interleucina-3 recombinante.[13]

3. Los AAF pueden alterar la producción placentaria de gonadotrofina coriónica durante las primeras semanas de la gestación, determinando, por tanto,
el pronóstico del embrión.[14]

3　Diagnóstico del síndrome antifosfolipídico obstétrico

Los AAF constituyen un grupo heterogéneo de inmunoglobulinas, por lo que la
confirmación de su presencia sólo puede realizarse después de un cuidadoso estudio de laboratorio, ya que, debido, precisamente, a dicha heterogeneidad, no existe un único test con validez universal.

Es importante tener en cuenta que una prueba de laboratorio, sin historia de
pérdida gestacional, trombosis o trombocitopenia no es suficiente para establecer
el diagnóstico de SAF. Además, un cuadro clínico compatible pero sin hallazgos
de laboratorio tampoco es suficiente para establecer dicho diagnóstico.

Para la identificación del AL se requiere la realización de un panel de pruebas,
realizadas siguiendo tres pasos:[15]

1. El AL debería detectarse, inicialmente, por la alteración de alguna de las
pruebas de coagulación fosfolípidodependientes; es importante recordar
que, al menos, dos de estas comprobaciones deben estar alteradas para considerar positiva la presencia del AL y que, idealmente, la determinación del
tiempo de caolín debería incluirse en la población obstétrica.
2. Es necesario demostrar que la anormalidad hallada en las pruebas fosfolípidodependientes es debida a la presencia de un inhibidor circulante; para ello
debe mezclarse el plasma del paciente con plasma normal en proporciones
similares (1:1); dicha mezcla no debe corregir el defecto observado en el primer paso.
3. Finalmente, deben realizarse exámenes confirmativos; para ello puede incre-
mentarse la proporción de fosfolípidos para neutralizar el efecto del AL o
bien disminuir dicha concentración para acentuar la alteración en la prueba de coagulación en presencia de AL.

La detección de los AAC se realiza, habitualmente, utilizando un test de ELISA,
de los que existen varios disponibles comercialmente.

Actualmente, la positividad de los anticuerpos anti-β_2 glicoproteína-1 isotipos
IgG y/o IgM en suero o en plasma, en títulos superiores al percentil 99, presentes

en dos o más ocasiones separadas por, al menos, doce semanas también se considera un criterio diagnóstico de laboratorio.[3]

Además de las consideraciones anteriores, existen otros hechos a destacar:

1. Aunque existe una marcada correlación entre la presencia de AAC y de AL, ésta no es total y, además, estos anticuerpos representan diferentes tipos de AAF; por ello, cuando se sospecha un SAF es necesario practicar pruebas encaminadas a detectar todos los tipos de autoanticuerpos. De hecho, entre los pacientes con SAF, aproximadamente el 25 % son positivos para AAC y negativos para AL, mientras que el 10-16 % son positivos para AL y negativos para AAC.

2. Deben realizarse, como mínimo, dos determinaciones de AAF con más de doce semanas de diferencia para confirmar o excluir el SAF,[3] ya que pueden aparecer anticuerpos, transitoriamente, en determinadas infecciones. Los títulos bajos o determinaciones transitorias no confirmadas detectadas en infecciones y colagenopatías no se consideran como criterio diagnóstico de SAF. Los anticuerpos tipo IgG son los más prevalentes y los que demuestran una mayor correlación clínica. El significado clínico de los anticuerpos tipo IgM es incierto, y, aunque se han descrito anticuerpos tipo IgA, su relevencia clínica no se ha demostrado.[16]

3. La búsqueda de AAF debe realizarse preconcepcionalmente o durante el primer trimestre del embarazo ya que pueden ser falsamente negativos en momentos de la gestación más avanzada. En el momento de la trombosis o de la muerte fetal, los AAF pueden ser negativos debido a un fenómeno de consumo transitorio.[17]

4. La epidemiología del SAF es desconocida y el cribaje de gestantes normales puede demostrar que algunas pacientes sanas presentan positividad para los AAF a títulos bajos. Esto resulta de poco o nulo significado clínico y puede causar ansiedad en la paciente y su médico, por lo que puede estar contraindicada su realización sistemática. La población ginecoobstétrica que más se puede beneficiar de la determinación de los AAF se resume en la tabla 2.[17]

4   Manifestaciones clínicas

Las complicaciones potenciales de la gestación en pacientes con SAF incluyen la pérdida fetal recurrente en cualquier momento de la gestación; preeclampsia; sín-

- Aborto de repetición (≥ 2 de menos de 10 semanas)

- Perdida fetal inexplicada durante el 2.º o 3.er trimestre

- Enfermedad autoinmune que complica la gestación

- Serología lúes (RPR) falsamente positiva (durante la gestación o en el pasado)

- Preeclampsia (de inicio precoz antes de la semana 34 y la que ocurre en más de una gestación)

- Retraso de crecimiento intrauterino (de inicio precoz antes de la semana 34 y que ocurre en más de una gestación)

- *Abruptio placentae* o hematoma retrocorial

- Trombosis venosa o arterial (en ausencia de inflamación vascular)

- Amaurosis fugax

- Livedo reticularis

- Trombocitopenia inexplicada o alteración en las pruebas de coagulación

- Corea

- Anemia hemolítica

- LES u otras enfermedades autoinmunes que puedan cursar con anticuerpos antifosfolipídicos

Tabla 2.
Indicación para la determinación de anticuerpos antifosfolipídicos desde el punto de vista obstétrico.

drome de HELLP (preeclampsia complicada con afectación hepática y trombocitopenia) y eclampsia; insuficiencia placentaria; trombosis materna, y complicaciones secundarias al tratamiento[16] (de las que se trata en otro apartado de este capítulo). El riesgo de exacerbación de la enfermedad existe, también, en las pacientes con lupus eritematoso sistémico.

Numerosos estudios han relacionado los AAF y la pérdida gestacional. Una parte de las mujeres con antecedentes de pérdidas fetales de repetición y sin alteraciones anatómicas o infecciosas presenta alteraciones inmunológicas. La pérdida gestacional, que ocurre en cualquier trimestre del embarazo y, a menudo, de forma recurrente, es la presentación clínica obstétrica más frecuente del denominado SAF primario.[5-6] La incidencia de la pérdida fetal en pacientes con SAF primario oscila entre el 34 y el 76 %,[19,20] mientras que la presencia de AAF en pacientes con perdida gestacional recurrente como única manifestación oscila entre el 3 y el 50 %.[5-6] Nuestro grupo de investigación detectó AAF en un 10,7 % de pacientes no seleccionadas con dos o más abortos previos.[21] Estas amplias variaciones reflejan, sin duda, disparidad en la selección de las pacientes, así como en la actividad de la enfermedad y, a su vez, muestran acusadas diferencias entre los laboratorios. Por el contrario, la presencia de AAF en gestantes normales no supera el 2 % en la mayoría de las series publicadas.[4] Se ha postulado que la determinación de los AAC es más sensible y específica que el AL para la investigación de las pérdidas fetales. Se sabe que los anticuerpos IgM y los anticuerpos de cualquier isotipo a títulos bajos no comportan un mayor riesgo de pérdidas fetales. En cambio los anticuerpos IgG, especialmente a títulos altos, estarían en relación con un mayor riesgo de complicaciones obstétricas. Los malos antecedentes obstétricos constituyen el mejor predictor de riesgo obstétrico futuro.[23]

4.1 *Efectos del síndrome antifosfolipídico sobre la gestación*

4.1.1 *Pérdidas gestacionales*

Las pacientes con SAF tienen un riesgo mucho más alto que la población general de presentar pérdidas gestacionales en cualquier momento del embarazo.

Una gran proporción de muertes fetales asociadas al SAF tienen lugar durante el segundo y el tercer trimestre de la gestación, siendo las pérdidas fetales recurrentes del segundo trimestre uno de los rasgos clínicos típicos del SAF. Aunque las muertes fetales ocurren en una pequeña proporción de todas las pérdidas gestacionales de la población general, el 50 % de las pérdidas fetales en pacientes con SAF fueron muertes fetales.[20]

4.1.2 *Complicaciones gestacionales tardías*

Diversos estudios demuestran una clara asociación entre preeclampsia y SAF. De hecho, se han descrito preeclampsias hasta en el 50 % de las gestantes con SAF y un 25 % de gestaciones se han complicado con preeclampsia grave. La asociación de SAF y preeclamsia es más evidente en gestantes con preeclampsias graves de inicio precoz (se considera precoz entre la semana 24 y 32 de gestación). Así, Branch y cols.[24,25] hallaron una incidencia de hasta el 16 % de positividad de los AAF en pacientes con preeclampsia severa de inicio precoz. Por otro lado, las preeclampsias a término no se asocian con niveles más elevados de AAF.

La insuficiencia placentaria[25] (definida del siguiente modo: prueba de bienestar fetal anormal, sugestiva de hipoxemia fetal, objetivada mediante el registro cardiotocográfico; estudio ecográfico-*doppler* fetal sugestivo de hipoxemia fetal, por ejemplo, ausencia de flujo telediastólico en la arteria umbilical; oligohidramnios [índice de líquido amniótico ≤ 5 cm]; peso neonatal inferior al percentil 10 para edad gestacional) así como el retraso de crecimiento intrauterino[25] complican las gestaciones de pacientes con SAF en el 15-30 % de casos en la mayoría de los estudios publicados; aunque la heterogeneidad de las pacientes incluidas y de los tratamientos dificulta su análisis. A pesar de que la patogenia de la insuficiencia placentaria en las pacientes con SAF no es bien conocida, se describen a menudo las anormalidades placentarias con mal resultado en gestantes con SAF. Las lesiones más frecuentes son los infartos placentarios, así como la presencia de depósitos de fibrina en la cara materna placentaria.

El diagnóstico de retraso de crecimiento intrauterino y de preeclampsia, sobre todo en aquellos casos severos y precoces, conducen a la finalización de la gestación en las gestantes con SAF. Se estima que una tercera parte de estas pacientes finaliza la gestación por indicación médica antes de la semana 34.[25]

La corea gravídica fue descrita en asociación con el LA, pero esta complicación puede ocurrir tanto durante la gestación como al margen de ella.[22]

Asimismo se ha descrito un síndrome posparto asociado a la presencia de AAF y que consiste en síntomas pleurorrespiratorios, fiebre y manifestaciones cardíacas. Algunas de las pacientes desarrollaron, además, trombosis en las primeras cuatro semanas del parto. Ninguna de ellas cumplía los criterios de lupus eritematoso sistémico (LES) del American College of Rheumatology y, por tanto, se asume que el cuadro clínico presentado por estas pacientes representa una exacerbación de un proceso autoinmune preexistente, del que los AAF son marcadores.[22] Sin embargo, se trata de un proceso de muy baja incidencia.[22]

4.1.3 *Complicaciones neonatales*

Se han descrito diferentes complicaciones neonatales después del parto. Frick fue el primero en demostrar el paso trasplacentario de AAF, al hallar, en el recién nacido, test serológicos para lúes falsamente positivos. Otros autores han confirmado estos hallazgos y han observado, incluso, la aparición de trombosis en el neonato. Sin embargo, se trata de complicaciones con baja frecuencia de aparición. Así, en nuestro departamento, comparando una serie de 38 recién nacidos de madres con AAF con otros 38 neonatos de madres sanas, encontramos que, excepto por la prematuridad, el pronóstico neonatal es excelente en ambos casos, no detectándose complicaciones en los recién nacidos atribuibles, directamente, a la patología materna.[26]

4.2   *Efectos de la gestación sobre el síndrome antifosfolipídico*

El riesgo de trombosis aumenta de forma intrínseca durante la gestación independientemente de la presencia de AAF. Las gestantes con SAF tienen un riesgo aún más elevado de desarrollar trombosis en cualquier momento de la gestación; sin embargo, ningún estudio ha evaluado prospectivamente la incidencia de tales eventos trombóticos, aunque algunas investigaciones retrospectivas han sugerido que puede llegar a ser de hasta el 40 %.[5] Los fenómenos trombóticos se producen tanto a nivel arterial, como venoso y son debidos a una oclusión del vaso sin que existan infiltrados inflamatorios; es decir, que la oclusión no es debida a fenómenos vasculíticos. A nivel venoso, suelen producirse en capilares de extremidades inferiores y, con frecuencia, se ven acompañados por tromboembolismo pulmonar. A nivel arterial, las trombosis son más frecuentes en los conductos intracraneales. Más de la mitad de los episodios trombóticos en pacientes con SAF ocurre en relación con la gestación o con el uso de anticonceptivos hormonales combinados. Algunos estudios muestran que hay una proporción de pacientes que continúa teniendo episodios de trombosis durante la gestación, a pesar del tratamiento anticoagulante profiláctico.[27-29]

La trombocitopenia es un hallazgo relativamente frecuente en las pacientes con SAF y puede empeorar en el tiempo de la gestación. Asimismo, los tratamientos con ácido acetilsalicílico y heparina son susceptibles de agravar una trombocitopenia preexistente.[27-29] Durante el embarazo, debe realizarse el diagnóstico diferencial con la trombocitopenia gestacional y la autoinmune; asimismo, debe descartarse la trombocitopenia secundaria al tratamiento anticoagulante en aquellas pacientes que reciben heparina.

5   Control de la gestación

5.1   *Control preconcepcional*

Es fundamental que las mujeres con SAF que estén considerando la posibilidad de quedarse embarazadas conozcan los riesgos asociados, de forma que puedan planificar la concepción.[18,19,23]

En la visita preconcepcional:

1. Se debe informar a la paciente sobre los potenciales riesgos maternos y complicaciones obstétricas, incluyendo el peligro de trombosis y accidente vascular cerebral, así como los riesgos de aborto o muerte fetal, parto prematuro, deficiencias neonatales físicas y mentales (sobre todo, asociadas a prematuridad) preeclampsia, retraso de crecimiento intrauterino y desprendimiento de placenta.
2. Se debe realizar una analítica de control para descartar anemia, trombocitopenia, alteración de la función renal o marcadores autoinmunes de lupus eritematoso sistémico (anticuerpos antinucleares, anticuerpos anti-DNA y, especialmente, anticuerpos anti-Ro/La por el requerimiento de controles y tratamientos gestacionales específicos).
3. Se debe aconsejar a la paciente iniciar el tratamiento con ácido acetilsalicílico (AAS) a dosis de 75-100 mg diarios, idealmente, un mes antes de quedar embarazada. El uso preconcepcional de este tratamiento es un factor asociado al éxito del embarazo.[30]
4. Aquellas pacientes con SAF que hayan tenido episodios previos de trombosis y que estén en tratamiento con anticoagulantes orales deben ser advertidas de la necesidad de cambiar el tratamiento a dosis anticoagulantes de heparina de bajo peso molecular (HBPM). Los anticoagulantes orales son teratogénicos entre la semana seis y doce de gestación, por lo que la paciente puede continuar con anticoagulantes orales, pero deberá realizar un test de embarazo si presenta cualquier retraso menstrual para poder cambiar a HBPM antes de cumplirse dos semanas de retraso menstrual (seis semanas de gestación).

5.2 Control gestacional

Las pacientes deben ser controladas en hospitales con experiencia en gestantes de alto riesgo y que permitan un seguimiento multidisciplinar, compuesto por obstetras, neonatólogos, internistas y hematólogos.[18,19] Se realizarán controles clínicos y analíticos seriados con mayor frecuencia que en las gestantes sanas,[16] con el objetivo de realizar diagnósticos y tratamientos precoces de preeclampsia, trombosis y trombocitopenia, entre otros. Se recomiendan visitas gestacionales cada 2-4 semanas hasta la semana 20-24 y, a partir de ese momento, hasta el final del embarazo cada 1-2 semanas. En cada visita debe realizarse una valoración clínica, incluyendo la medición de la tensión arterial, la comprobación de la frecuencia cardíaca fetal y albuminurias cualitativas mediante tira reactiva en orina.

La monitorización fetal no estresante (registro cardiotocográfico) se recomienda a partir de la semana 32 de gestación o antes si hay signos de retraso de crecimiento intrauterino.[18]

Debe realizarse una ecografía fetal precoz para datar la gestación en el primer trimestre. Esta prueba tiene gran importancia en aquellas pacientes que deban suspender el tratamiento con anticoagulantes orales antes de la sexta semana de gestación e iniciar, en sustitución, HBPM a dosis anticoagulantes. Posteriormente, deben realizarse ecografías-*doppler* para controlar el bienestar fetal. En aquellas pacientes con resultados clínicos y ecográficos normales se recomienda el control del crecimiento fetal, volumen de líquido amniótico y estudio *doppler* para descartar signos de insuficiencia placentaria cada cuatro semanas, igual que en otras gestaciones de alto riesgo. Las gestantes con *notch* en el estudio *doppler* de la arteria uterina en las semanas 20 y 24 se consideran pacientes con alto riesgo de preeclampsia y retraso de crecimiento intrauterino, por lo que se recomienda ecografías-*doppler* cada 2-3 semanas.[18,23]

6   Tratamiento durante la gestación

Únicamente, el 20-30 % de las pacientes con AAF y con antecedentes de pérdidas fetales previas tendrán un embarazo viable si no reciben tratamiento.[31] Por ejemplo, un grupo de investigadores intentó determinar si el tratamiento era efectivo en mujeres con AAF y pedida fetal previa; para ello, compararon el resultado de la primera gestación sin recibir tratamiento después de la pérdida fetal, con el de la primera gestación en que la paciente recibió tratamiento. Las tasas de recién nacidos vivos fueron del 6 % y del 53 %, respectivamente, una diferencia bien significativa.[25] Otro grupo de investigadores ha publicado una tasa de pérdida fetal del 90 % en veinte mujeres con aborto de repetición y AAF que rehusaron recibir tratamiento en su siguiente gestación.[31] Estos mismos estudiosos han publicado tasas de recién nacidos vivos entre el 40 y el 70 %, cuando las pacientes con SAF han recibido tratamiento.[31] Así pues, está totalmente justificado que estas gestantes reciban tratamiento; sin embargo, no existe un acuerdo sobre cuál es el mejor régimen terapéutico y, de hecho, las diferentes pautas no sólo son un motivo de controversia, sino que están cambiando constantemente.

Si se recibe tratamiento, las probabilidades de llevar a término un embarazo óptimo dependen, en parte, del número de pérdidas embrionarias o muertes fetales previas.[23] Así pues, las mujeres que han sufrido, al menos, una de estas situaciones con anterioridad tienen una probabilidad del 20-25 % de desarrollar la gestación sin incidencias; pero esta cifra se eleva al 75-80 % si se recibe tratamiento.[25,29,30]

6.1 Ácido acetilsalicílico a dosis bajas

El AAS inhibe el tromboxano, pudiendo reducir el riesgo de trombosis. Existen muchos estudios no aleatorizados que sugieren que las dosis bajas (entre 75 y 100 mg/día) de ácido acetilsalicílico son efectivas y pueden prevenir la pérdida fetal.[27-30]

La pauta recomendada en pacientes con SAF obstétrico que no han realizado tratamiento previo es AAS a dosis bajas que debe iniciarse preconcepcionalmente, puesto que ha demostrado ser un factor asociado a buen pronóstico obstétrico.[27-30]

En aquellas pacientes portadoras de AAF sin trombosis previas ni malos antecedentes obstétricos que cumplan los criterios diagnósticos de SAF se puede plantear el tratamiento gestacional con AAS a dosis bajas, aunque no hay evidencia de que mejore el pronóstico del embarazo en este subtipo de pacientes.

El AAS a dosis bajas puede continuarse hasta el momento del parto y su tratamiento no contraindica el uso de anestesia peridural como se describe en el siguiente apartado.[27-30]

6.1.1 Seguridad del AAS a dosis bajas durante el embarazo y anestesia peridural

Un metaanálisis y estudio aleatorizado contó con más de nueve mil mujeres en el segundo y tercer trimestres del embarazo. Dichas gestantes recibieron bajas dosis de AAS (60 a 150 mg/día), incluidas las pacientes con hipertensión o retraso de crecimiento intrauterino. Los resultados de esta investigación no evidenciaron un incremento de los efectos adversos maternofetales, lo que sugiere que el AAS es seguro para el feto y la madre.[32]

En un estudio extenso efectuado por el grupo CLASP, en 1.422 parturientas sometidas a anestesia epidural y que recibieron tratamiento prolongado con AAS durante el embarazo, no se observaron diferencias cuando se comparó la frecuencia de efectos adversos con el grupo placebo,[32] por lo que no se encuentran evidencias que demuestren un incremento en el riesgo de hematoma espinal inducido por el AAS.[33] Por otro lado, no existen datos sobre la utilización de otros agentes antiplaquetarios durante el embarazo y el parto.

6.2 *Heparina de bajo peso molecular*

El antitrombótico elegido para administrar durante el embarazo debe mantener el mayor grado de eficacia, evitando, al máximo, cualquier toxicidad en la madre y en el feto.[27-30] Durante la gestación se prefiere HBPM, frente a la heparina sódica, debido a su mejor biodisponibilidad (no es necesario monitorizar los niveles de factor Xa de forma rutinaria), su comodidad de uso y sus menores efectos secundarios (por ejemplo, el riesgo menor de trombocitopenia inducida por la heparina u osteoporosis).

Las gestantes con SAF con antecedente de tromboembolismo requieren el uso de heparina como tromboprofilaxis. Dos estudios han demostrado la mejoría del pronóstico obstétrico con el tratamiento único con heparina.[27-30]

En las pacientes con pérdidas fetales repetidas sin antecedente de tromboembolismo no hay un consenso claro sobre su manejo óptimo. El potencial beneficio de la heparina debe ser valorado frente al riesgo sus efectos secundarios.[27-30]

El uso combinado de HBPM y AAS a dosis bajas parece mejorar el pronóstico obstétrico. Aconsejamos su administración no sólo a pacientes con antecedente tromboembólico, sino también a aquellas con SAF obstétrico, siempre que el AAS a dosis bajas preconcepcional no ha conseguido un buen resultado gestacional. Este tratamiento combinado parece mejorar el pronóstico obstétrico por su efecto directo sobre la agregación/activación plaquetaria y/o modificando la función celular endotelial. Esta combinación de tratamiento se ha valorado en una revisión de los trece estudios aleatorizados o casi aleatorizados, que incluyeron 849 gestantes con diferentes pérdidas gestacionales y AAF.[27] Esta revisión concluyó que el uso de HBPM asociada a AAS a dosis bajas redujo las complicaciones obstétricas comparado con el uso exclusivo de AAS a dosis bajas. No obstante, el beneficio de la heparina sigue siendo controvertido según el resultado de otro estudio aleatorizado que no demuestra su beneficio. Nuestra recomendación actual es tratar a las gestantes con SAF y malos resultados obstétricos con AAS a dosis bajas, inicialmente, y, en aquellos casos que este tratamiento no resulte exitoso, debe añadirse HBPM a dosis profilácticas.[29-30] Asimismo habría que valorar el tratamiento inicial con AAS a dosis bajas junto con HBPM a dosis profilácticas en pacientes con muertes fetales de tercer trimestre. En las mujeres que requieran añadir HBPM gestacional se recomienda iniciar AAS en el periodo preconcepcional y agregar la HBPM tan pronto como haya confirmación de la gestación con test de embarazo en orina. La mayoría de expertos recomiendan extender esta combinación de tratamiento hasta transcurridas 6-8 semanas posparto.[27-30]

6.2.1 *Seguridad de la heparina durante el embarazo y anestesia peridural*

Las heparinas no atraviesan la placenta, por lo que son seguras para el feto y, al no eliminarse por la leche materna, pueden utilizarse con garantía durante la lactancia. Se han utilizado durante todos los periodos de la gestación y pueden inducir hemorragia retroplacentaria.

La complicación más frecuente son las hemorragias, cuya incidencia se estima en el 2 % para la heparina no fraccionada (HNF). En relación con las HBPM, Sanson *et al.*[34] efectuaron una revisión meticulosa de veintiún trabajos publicados hasta 1999. En este estudio se incluyeron 290 mujeres que recibieron HBPM, con un total de 486 embarazos; no se observaron hemorragias graves y solamente se produjeron un 2,3 % de hemorragias menores.

La trombocitopenia inducida por heparina es una complicación grave, descrita en casos esporádicos de mujeres que reciben HNF durante el embarazo o posparto.[35] En la revisión de Sanson *et al.*[34] no se produjo ninguna trombocitopenia en las 468 gestantes en las cuales se utilizaron HBPM. Esta complicación, cuando se presenta, puede acompañarse de trombosis venosas y arteriales con localizaciones durante la gestación poco habituales, como la trombosis del seno dural cerebral. En mujeres embarazadas con trombosis que comprometan la vida, puede utilizarse danaparoide y fondaparinux, ya que estas drogas no atraviesan la placenta. La hirudina no se recomienda durante la gestación, ya que puede cruzar la placenta, si bien puede emplearse durante la lactancia materna. La heparina no se excreta por la leche materna, por lo que no se contraindica la lactancia en estas pacientes.

Otro efecto secundario de la HNF es la osteoporosis, que se presenta en los tratamientos superiores a un mes. En mujeres embarazadas, la pérdida de la densidad ósea puede alcanzar el 30 %, y en un 2-3 % de casos pueden producirse fracturas vertebrales sintomáticas.[36] El riesgo de osteoporosis en mujeres que reciben HBPM durante la gestación se cree inferior al inducido por la HNF.[36] En las gestantes que reciben tratamiento con heparina durante la gestación se recomiendan suplementos de calcio.

Por último, la alergia cutánea se presenta en el 0,6 % de los casos, pudiendo aparecer en ocasiones tras periodos de sensibilización prolongados, en cuyo caso se deben realizar pruebas con las diferentes heparinas y utilizar aquella que no produzca reactividad cutánea.

En conclusión, las HBPM son una opción adecuada durante el embarazo debido a que:

a) no atraviesan la placenta y son seguras para el feto;[34]
b) se administran una o dos veces al día subcutáneamente;
c) producen menos complicaciones hemorrágicas con un efecto antitrombótico similar y más predecible;
d) inducen menor trombocitopenia y osteoporosis.

El riesgo de hematoma espinal en pacientes que reciben tromboprofilaxis con HBPM se estima en una de cada 3.000 anestesias epidurales. No se ha aportado ningún caso con esta complicación durante el parto. En las mujeres que reciben tromboprofilaxis con HBPM, deben transcurrir al menos 12 horas entre la última dosis y la colocación de la aguja epidural. En aquellas que reciben dosis terapéutica, deben transcurrir 24 horas. Las técnicas neuroaxiales deben evitarse cuando se haya administrado la HBPM durante 2-4 horas, porque la inserción del catéter va a coincidir con el pico de actividad anticoagulante.[33] En mujeres que reciben dosis plenas de anticoagulación, en caso de que el parto se presentara de forma imprevista o se precisara realizar una cesárea urgente, antes de transcurridas 12 horas desde la última dosis, se aconseja la administración de sulfato de protamina en perfusión durante 15 minutos, teniendo en cuenta que 1 mg de sulfato de protamina neutraliza 100 U anti-Xa.

En el posparto, la primera administración se efectuará a las 6-8 horas, y la segunda a las 12-24 horas de la primera. El catéter debe retirarse cuando hayan transcurrido un mínimo de 12 horas desde la última dosis. Tampoco debe ponerse la HBPM sin que hayan pasado 2 horas desde la retirada del catéter.[33]

6.3 Anticoagulantes orales

Cruzan la placenta y, cuando se administran durante las doce primeras semanas del embarazo, pueden causar una embriopatía específica, consistente en hipoplasia nasal y alteraciones epifisarias, cuya incidencia, según los datos de una revisión rigurosa, se estima inferior al 6,4 %.[37] Otras complicaciones, más raras y con incidencia no claramente superior a la observada en mujeres no anticoaguladas, son las alteraciones en el sistema nervioso central, que se pueden producir en cualquier momento del embarazo. Por último, pueden causar hemorragias en la madre, en cualquier trimestre del embarazo, y en el feto, en especial, durante el parto o inmediatamente después del mismo.

Puede ser necesario el uso de anticoagulantes orales, siempre evitando su uso antes de la semana trece de gestación y quince días antes del parto, en aquellas gestantes con SAF que presenten un evento trombótico a pesar del tratamiento anticoagulante con HBPM; o en pacientes consideradas de muy alto riesgo trombótico, como aquellas con antecedentes de accidentes trombóticos cerebrales repetidos y persistentes, o aquellas otras portadoras de prótesis valvulares cardíacas mecánicas. En los casos en que se requieran anticoagulantes orales durante la gestación deben monitorizarse, estrictamente, a la madre y al feto. El tratamiento debe suspenderse dos semanas antes del parto planificado, con el fin de permitir la eliminación del fármaco de la circulación maternofetal y, durante ese período, debe ser sustituido por heparina sódica endovenosa o por HBPM. En casos de emergencia, como la necesidad de realizar una cesárea urgente, puede emplearse vitamina K y plasma para revertir el efecto de los anticoagulantes orales, pero ésta es una práctica que debe evitarse en la medida de lo posible.[27-30]

Los anticoagulantes orales no se excretan por leche materna por lo que la lactancia no está contraindicada.

6.4 Glucocorticoides

El tratamiento con altas dosis de glucocorticoides (en la ausencia de LES u otras enfermedades autoinmunes activas que lo requieran, así como la trombocitopenia autoinmune) para suprimir el LA y los AAC, en combinación con AAS a dosis bajas, no se recomienda en la actualidad. Esto se debe a los efectos secundarios maternos ante las altas dosis de corticosteroides[27-30] (por ejemplo, diabetes gestacional, hipertensión, rotura prematura de membranas, infecciones, etcétera). Esta estrategia se ha visto reemplazada por el uso de AAS a dosis bajas y/o HBPM. Dichos tratamientos aportan un resultado obstétrico equivalente con menos efectos secundarios maternos que la combinación de AAS a dosis bajas y glucocorticoides.[27-30] Como resultado de estos estudios, el uso de glucocorticoides en gestantes con SAF se limita a la trombocitopenia autoinmune o a la coexistencia de otra enfermedad autoinmune como el LES que precise de su tratamiento. En aquellas gestantes que reciban glucocorticoides de forma prolongada deben monitorizarse los niveles de glicemia.

6.5   *Inmunoglobulinas endovenosas*

El uso de inmunoglobulinas endovenosas ha presentado resultados favorables en algunos estudios con bajo número de casos refractarios a otros tratamientos y su interpretación es limitada, debido a que la mayoría de estas pacientes recibía tratamiento concomitante con heparina o prednisona y AAS a dosis bajas. Un estudio aleatorizado prospectivo multicéntrico con gestantes con SAF que recibieron heparina y AAS como tratamiento de base y a las que se administró, además, inmunoglobulinas endovenosas *versus* placebo, no halló diferencias en los resultados maternofetales.[27-30]

El hecho que el tratamiento con inmunoglobulinas es caro y que su uso no se ha demostrado como primera línea de tratamiento, hace prudente limitar su administración en aquellas gestantes que reciben heparina y AAS y que presentan complicaciones obstétricas. Las dosis habituales son 2 g/kg endovenosas, repartidas en dosis administradas entre 2 y 5 días en el segundo trimestre avanzado o al principio del tercer trimestre, cuando aparece la complicación obstétrica (como retraso de crecimiento intrauterino) con la intención de mejorar el estudio ecográfico-*doppler* fetal.[27-30] Esto podría retrasar la indicación de finalizar la gestación y mejorar el pronóstico neonatal, aunque se necesitan más estudios que confirmen esta hipótesis.

7   Síndrome antifosfolipídico asociado secundario a otras enfermedades autoinmunes

El abordaje de las pacientes gestantes con LES u otras enfermedades autoinmunes con SAF asociado es un tema debatido. La utilización de AAS a bajas dosis

(75-100 mg/día) parece haber demostrado eficacia en la prevención de las complicaciones fetales al igual que la HBPM en aquellas pacientes con antecedentes previos de trombosis.[27-30] El tratamiento con AAS a bajas dosis o heparina también parece prevenir la preeclampsia en aquellas pacientes con nefropatía lúpica y SAF.[27-30]

Para el enfoque terapéutico en la profilaxis de las pérdidas fetales aconsejamos seguir la pauta propuesta en el apartado de tratamiento previo.

BIBLIOGRAFÍA

1. Nilsson IM, Astedt B, Hedner U *et al.* Intrauterine death and circulating anticoagulant, «antithromboplastin». Acta Med Scand 1975; 197:153-59.

2. Soulier JP, Boffa MC. Avortements a repetition, thromboses, et anticoagulant circulant anti-thromboplastine. La Nouvelle Presse Med 1980; 9: 859-64.

3. Miyakis S, Lockshin MD, Atsumi T *et al.* International consensus statement on an update of the classification criteria for the definite antiphospholipid syndrome (APS). J Thromb Haemost 2006; 4: 295-306.

4. Kutteh WH. Antiphospholipid antibodies and reproduction. J Reprod Immunol 1997; 35: 151-71.

5. Triplett DA. Antiphospholipid antibodies and recurrent pregnancy loss. Am J Reprod Immunol 1989(a); 20: 52-67.

6. Rote, Walter A, Lyden TW. Antiphospholipid antibodies. Lobster or red herrings? Am J Reprod Immunol 1992; 8: 31-7.

7. Feinstein DI. Lupus anticoagulant, thrombosis and fetal loss. N Engl J Med 1985; 313: 1348-350.

8. Scott JR, Rote NS, Branch DW. Immunologic aspects of recurrent abortion and fetal death Obstet Gynecol 1987; 70: 645-56.

9. Lockshin MD. Antiphospholipid antibody. JAMA 1997; 277: 1549-551.

10. Lakasing L, Poston L. Adverse pregnancy outcome in the antiphospholipid syndrome: focus for future research. Lupus 1997; 6: 681-84.

11. Sthoeger ZM, Mozes E, Tartakovsky B. Anti-cardiolipin antibodies induce pregnancy failure by impairing embryonic implantation. Proc Natl Acad Sci USA 1993; 90: 6464-467.

12. Fishman P, Bakimer R, Blank M *et al.* The putative role of cytokines in the induction of primary anti-phospholipid syndrome in mice. Clin Exp Immunol 1992; 90: 266-70.

13. Fishman P, Falach-Vaknine E, Zigelman R *et al.* Prevention of fetal loss in experimental anti-phospholipid syndrome by *in vitro* administration of recombinant interleukin-3. J Clin Invest 1993; 41:1834-877.

14. Shurtz-Swirski R, Inbar O, Blank M *et al. In vitro* effect of anticardiolipin autoantibodies upon total and pulsatile placental hCG secretion during early pregnancy Am J Reprod Immunol 1993; 29: 206-10.

15. Exner T, Triplett DA, Taberner D *et al.* Guidelines for testing and revised criteria for lupus anticoagulants-SSC Subcommittee for the Standardization of lupus anticoagulants. Thromb Haemost 1991; 65: 320-22.

16. Pierangeli SS, Gharavi AE, Harris EN. Testing for antiphospholipid antibodies: problems and solutions. Clin Obstet Gynecol 2001; 44: 48-57.

17. Balasch J, Font J. Antiphospholipid antibody testing in patients with pregnancy loss. Lupus 1994; 3: 429-31.

18. Branch DW, Khamasthta MA. Antiphospholipid syndrome: obstetric diagnosis, management, and controversies. Obstet Gynecol 2003; 101: 1333-344.

19. Balasch J, Creus M, Fàbregues F *et al.* Antiphospholipid antibodies and human reproductive failure. Hum Reprod 1996; 11: 2310-305.

20. Oshiro BT, Silver RM, Scott JR *et al.* Antiphospholipid antibodies and fetal death. Obstet Gynecol 1994; 84: 294-97.

21. Balasch J, Font J, López-Soto A *et al.* Antiphospholipid antibodies in unselected patients with repeated abortion. Hum Reprod 1990; 5: 43-6.

22. Shapiro GA. Antiphospholipid syndrome in obstetrics and gynecology. Sem Thromb Hemost 1994; 20: 64-70.

23. Khare M, Nelson-Piercy C. Acquired thrombophilias and pregnancy. Best Pract Res Clin Obstet Gynecol 2003; 3: 491-507.

24. Branch DW, Andres R, Digre KB *et al.* The association of antiphospholipid antibodies with severe preeclampsia. Obstet Gynecol 1989; 73: 541-45.

25. Branch DW, Silver RM, Blackwell JL *et al.* Outcome of treated pregnancies in women with antiphospholipid syndrome: An update of the Utah experience. Obstet Gynecol 1992; 80: 614-20.

26. Botet F, Romera G, Montagut P *et al.* Neonatal outcome in women treated for the antiphospholipid syndrome during pregnancy. J Perinat Med 1997; 25: 192-96.

27. Lassere M, Empson M. Treatment of antiphospholipid syndrome in pregnancy-a systematic review of randomized therapeutic trials. Thromb Res 2004; 114: 419-26.

28. Lim W, Crowther MA, Eikelboom JW. Management of antiphospholipid antibody syndrome. A systematic review. JAMA 2006; 1050-057.

29. Balasch J, Carmona F, Creus M *et al.* Management of reproductive failure in the antiphospholipid syndrome. En Asherson RA, Cervera R, Piette JC, Shoenfeld Y (eds.), The antiphospholipid syndrome II: Autoimmune Thrombosis. Elsevier Science, 2002 pp 375-94.

30. Carmona F, Font J, Azulay M *et al.* Risk factors associated with fetal losses in treated antiphospholipid syndrome pregnancies: a multivariate analysis. AJRI 2001; 46: 274-79.

31. Rai RS, Clifford K, Cohen H *et al.* High prospective fetal loss rate in untreated pregnancies of women with recurrent miscarriage and antiphospholipid antibodies. Hum Reprod 1995; 10: 3301-304.

32. CLASP: a randomized trial of low dose aspirin for the prevention and treatment of preeclampsia among 9.364 pregnant women: CLASP (Collaborative Low-dose Aspirin Study in Pregnancy). Collaborative Group. Lancet 1994; 343: 619-29.

33. Horlocker TT, Webel DJ, Benzon H *et al.* Regional anesthesia in the anticoagulated patient: Defining the risk (The Second ASRA Consensus Conference on Neuroaxial Anesthesia and Anticoagulation). Reg Anesth Pain Med 2003; 28: 172-97.

34. Sanson BJ, Lensing AWA, Prins H *et al.* Safety of low molecular weight heparin in pregnancy: A systematic review. Thromb Haemost 1999; 1: 68-72.

35. Brenner B, Hoffman R, Bluemenfeld Z *et al.* Gestational outcome in thrombophilic women with recurrent pregnancy loss treated by enoxaparin. Thromb Haemost 2000; 83: 693-97.

36. Bates SM, Gree IA, Hirsh J *et al.* Use of antithrombotic agents during pregnancy. The Seventh ACCP Conference on antithrombotic and Thrombolytic Therapy. Chest 2004; 126(S3): 627S-44S.

37. Chan WS, Anand S, Ginsberg JS. Anticoagulation of pregnant women with mechanical heart valves: a systematic review of the literature. Arch Intern Med 2000; 160: 191-96.

Capítulo 6

Síndrome antifosfolipídico catastrófico

S. BUCCIARELLI, R. CERVERA

Servicio de Enfermedades Autoinmunes
Hospital Clínic
Barcelona

Dirección para correspondencia
Hospital Clínic
Dr. R. Cervera
rcervera@clinic.ub.es

1 Introducción

El término síndrome antifosfolipídico (SAF) «catastrófico» fue empleado por primera vez por Asherson[1] en 1992 para definir una forma grave y rápidamente evolutiva de SAF que conduce a insuficiencia multiorgánica. Actualmente, esta entidad se conoce también con el nombre de «síndrome de Asherson»[2] en honor a este investigador que falleció recientemente. Los pacientes con SAF catastrófico tienen en común: *a)* evidencia clínica de afectación orgánica múltiple (tres o más órganos); *b)* evidencia anatomopatológica de la oclusión de múltiples vasos de pequeño calibre (aunque algunos pacientes presentan también trombosis de los vasos de gran calibre); y *c)* confirmación de la presencia de anticuerpos antifosfolipídicos (AAF), generalmente, a títulos elevados.[3,4] Aunque representan menos del 1 % de todos los pacientes con SAF,[5] generalmente se encuentran en una situación médica urgente que requiere un seguimiento clínico exhaustivo.[3,4]

Con la finalidad de incluir todos los casos publicados con SAF catastrófico, así como los nuevos casos que se van diagnosticando en todo el mundo, se creó en el año 2000 un registro internacional (*CAPS Registry*), promovido por el European Forum on Antiphospholipid Antibodies. Actualmente, este registro documenta las manifestaciones clínicas y los datos de laboratorio y terapéuticos de más de trescientos pacientes y se puede consultar libremente en Internet (www.med.ub.es/MIMMUN/FORUM/CAPS.HTM).

2 Patogenia

La patogenia del SAF catastrófico es todavía desconocida, aunque a partir de algunos estudios se puede especular respecto a varios mecanismos potenciales que podrían explicar la naturaleza sistémica de esta enfermedad. Golden and Belmont[6] enfatizaron la importancia de la activación endotelial como estímulo para la trombosis microvascular. Las células endoteliales dañadas producirían una asimetría en la membrana celular con la exposición de fosfolípidos aniónicos que se encuentran, habitualmente, en la parte interna de la membrana de las células endoteliales y las plaquetas. A estos fosfolípidos se unirían ciertas proteínas naturales del plasma, como la beta-2-glicoproteína I (β_2GPI). La unión de los AAF a diferentes epítopes de la β_2GPI conduciría a la oclusión trombótica.[7]

La activación del endotelio podría ser, además, responsable del desarrollo del síndrome de respuesta inflamatoria sistémica (SRIS),[8] el cual podría explicar algunas de las manifestaciones del SAF catastrófico. El SRIS es una reacción inflamatoria generalizada que afecta, principalmente, al endotelio vascular que es la diana de diferentes citocinas y el origen de otros mediadores.[8,9] Las citocinas involucradas, principalmente, en este proceso son el factor de necrosis tumoral-α (TNF-α) y la interleucina 1 (IL-1). También se produce aumento de prostaglandinas vasodilatadoras, activación del complemento y expresión de moléculas de adhesión sobre la superficie de los polimorfonucleares y de las células endoteliales. La isquemia tisular secundaria a la microtrombosis también activaría la cascada inflamatoria y daría lugar al desarrollo del SRIS. Como consecuencia de todo ello puede producirse un daño multiorgánico, caracterizado por disfunción miocárdica, encefalopatía y síndrome de distrés respiratorio agudo (SDRA).

Otro potencial mecanismo de la trombosis extensa en el SAF catastrófico es que los pacientes con hipercoagulabilidad pueden presentar una trombosis simple y, luego, desarrollar una trombosis progresiva en diferentes puntos perpetuando el proceso, por lo que, recientemente, se ha postulado la hipótesis de que los propios trombos pueden ser responsables de la producción de más trombos, generando, así, una «tormenta trombótica».[10] Esto se explicaría por la formación continua de trombina a partir del trombo, por la disminución de la fibrinolisis, debida al aumento del inhibidor del activador del plasminógeno y el consumo de anticoagulantes naturales, como el sistema de la proteína C, proteína S y la antitrombina III. El tratamiento anticoagulante interrumpiría este ciclo.

El 56,3 % de los episodios de SAF catastrófico están precedidos por un factor desencadenante identificable. Estos factores son de curso agudo y su acción se superpondría al estado de hipercoagulabilidad subyacente inducido por los AAF.[11] Las infecciones son el factor desencadenante más frecuente y podrían actuar a través del fenómeno de mimetismo molecular.[12] Gharavi *et al.*[13,14] identificaron siete proteínas con una secuencia similar a ciertos epítopes de la β_2GPI. Las infecciones también podrían actuar mediante endotoxinas de algunos microorganismos que activan a los linfocitos T y por coestimulación se activarían los linfocitos B que producen los anticuerpos. La producción de AAF por este mecanismo se describió en un modelo experimental.[15]

La interrupción de la anticoagulación puede ser seguida por una trombosis recurrente y, también, se ha descrito como factor desencadenante de SAF catastrófico.[3,4] Los procedimientos quirúrgicos, ya sean mayores o menores, pueden preceder a esta enfermedad, lo que podría explicarse por la liberación de citocinas y de factor tisular desencadenados por el daño endotelial.[16]

En resumen, la patogenia del SAF catastrófico sería un proceso complejo debido a diferentes mecanismos que se activan simultáneamente, produciendo lesión endotelial, trombosis y SRIS.

3   Diagnóstico clínico y clasificación

Es esencial, en primer lugar, un alto índice de sospecha clínica ante pacientes con evidencia de oclusión de vasos de pequeño calibre, que afectan múltiple órganos y sistemas. En la conferencia de consenso del año 2002[17] se propusieron unos criterios preliminares para la clasificación del SAF catastrófico (véase la tabla 1), basados en la experiencia acumulada y publicada, recopilada en el *CAPS Registry*. En función de dichos criterios, puede considerarse un SAF catastrófico definitivo cuando se cumplen los cuatro criterios y SAF catastrófico probable cuando falta alguno de ellos. Estos criterios fueron posteriormente validados.[18]

El diagnóstico puede retrasarse porque, aunque algunas de las manifestaciones suelen ser clínicamente evidentes (por ejemplo, trombosis venosa profunda o infarto de miocardio), otras se presentan con menos claridad (por ejemplo, afectación renal o dolor abdominal inespecífico en casos de isquemia mesentérica o trombosis pancreática). Además, la ausencia de AAF en el momento de la trombosis puede confundir al clínico. Sin embargo, estos anticuerpos pueden volver a aparecer durante la fase de recuperación o semanas más tarde.[19]

Aunque, habitualmente, el SAF catastrófico puede ser la primera manifestación de la enfermedad (46,4 %), los antecedentes previos de SAF primario, LES o una enfermedad vascular oclusiva podrían guiar al médico en el establecimiento del diagnóstico. Según el análisis del *CAPS Registry*, la afectación renal está presente en el 70,6 % de los pacientes con SAF catastrófico, seguida de afectación pulmonar (63,9 %), del sistema nervioso central (62 %), cardíaca (51,4 %), cutánea (50,2 %), hepática (33,3 %), intestinal (25,3 %), esplénica (18,8) y suprarrenal (12,9 %). Puede coexistir afectación de grandes vasos, principalmente trombosis venosa profunda, que estuvo presente en el 23,1 % de los pacientes.[20]

1. Evidencia de afectación de tres o más órganos, sistemas y/o tejidos[a]
2. Desarrollo de las manifestaciones simultáneamente o en menos de una semana
3. Confirmación anatomopatológica de la oclusión de los vasos de pequeño calibre en, por lo menos, un órgano o tejido[b]
4. Confirmación de laboratorio de la presencia de anticuerpos antifosfolipídicos (anticoagulante lúpico y/o anticuerpos anticardiolipina)[c]

SAF catastrófico definitivo:
   Los cuatro criterios

SAF catastrófico probable:
   Los cuatro criterios, excepto la afectación de sólo dos órganos, sistemas y/o tejidos
   Los cuatro criterios, excepto la ausencia de confirmación de laboratorio separada por, al menos, seis semanas debido a la muerte precoz de un paciente al cual no se le habían detectado los anticuerpos antifosfolipídicos antes del episodio catastrófico
   Presencia de los criterios 1, 2 y 4
   Presencia de los criterios 1, 3, 4 y desarrollo del tercer episodio trombótico después de una semana pero antes de un mes, pese a la anticoagulación

SAF = síndrome antifosfolipídico.

[a] Generalmente, evidencia clínica de oclusión vascular, confirmada por técnicas de imagen cuando sea apropiado. La afectación renal se define como un aumento del 50 % de la creatinina plasmática, hipertensión sistémica grave (> 180/100 mm Hg) y/o proteinuria (> 500 mg/24 horas).

[b] Para la confirmación anatomopatológica deben estar presentes signos de trombosis, aunque en ocasiones puede coexistir una vasculitis.

[c] Si el paciente no había sido diagnosticado previamente de SAF, la confirmación de laboratorio requiere que la presencia de anticuerpos antifosfolipídicos sea detectada en dos o más ocasiones separadas por al menos seis semanas (no, necesariamente, en el momento del accidente trombótico), de acuerdo con los criterios preliminares propuestos para la clasificación del SAF definitivo.

Tabla 1.
Criterios preliminares para la clasificación de síndrome antifosfolipídico catastrófico.[17]

3.1 Afectación renal

Aunque las trombosis pueden desarrollarse en cualquier localización de los vasos renales (tronco de la arteria renal o sus ramas, arterias intrarrenales o arteriolas, capilares glomerulares y venas renales), predominan las oclusiones de los pequeños vasos (microangiopatía trombótica) (véase la figura 1).

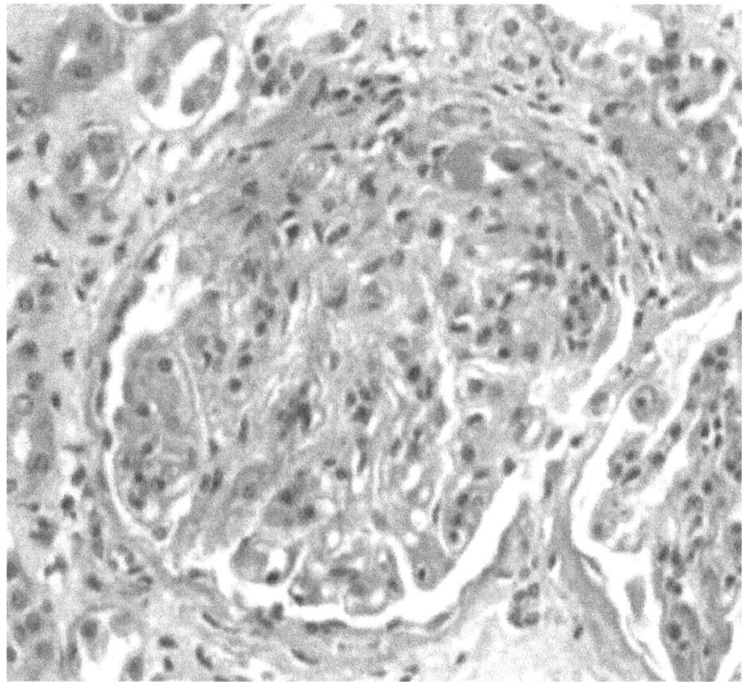

Figura 1. Microangiopatía trombótica renal.

Los pacientes pueden presentarse con hipertensión arterial sistémica, que varía desde leve a grave o maligna, insuficiencia renal lenta o rápidamente progresiva con elevación de la creatinina y proteinuria o hematuria, y, en casos de infarto renal, con dolor abdominal.

3.2 Afectación pulmonar

El pulmón es el segundo órgano afecto en frecuencia en los pacientes con SAF catastrófico y es el SDRA la manifestación predominante, a diferencia de lo que sucede en el SAF clásico.[21] La acción directa de los AAF sobre los fosfolípidos aniónicos, ya sea de los neumonocitos o del surfactante, el SRIS o la microtrombosis serían los posibles mecanismos que explicarían esta diferente forma de presentación (véase la figura 2). Otras formas de manifestación pulmonar son la hemorragia intraalveolar, la embolia pulmonar y la trombosis de la arteria pulmonar.[22]

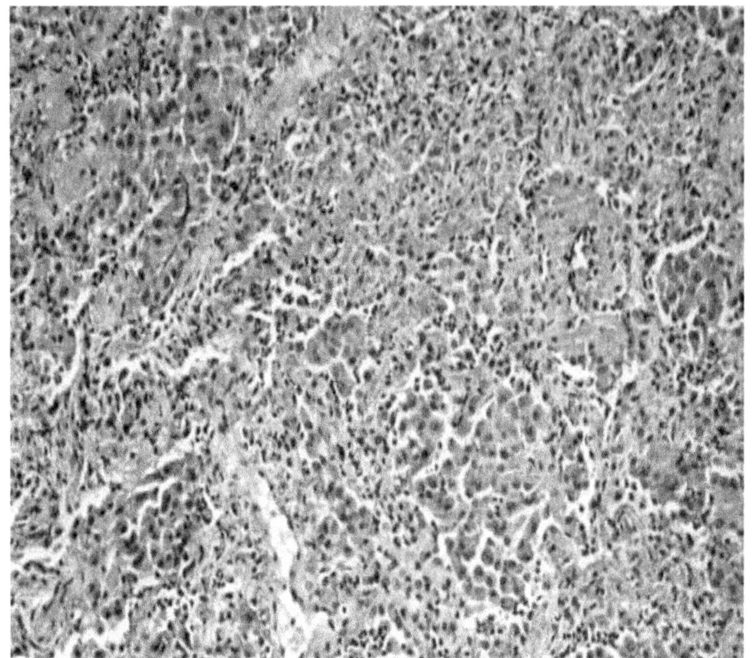

Figura 2. Capilaritis pulmonar responsable de síndrome de distrés respiratorio agudo.

3.3   Afectación del sistema nervioso

Las presentaciones más frecuentes consisten en confusión, desorientación y estupor. Algunas veces, éstas pueden observarse durante el curso de una hipertensión grave o de un shock cardiogénico. Tampoco son infrecuentes las convulsiones y los síntomas sensitivos o motores debidos a infartos cerebrales. La manifestación del sistema nervioso periférico más frecuente es la mononeuritis múltiple.

3.4   Afectación cutánea

Las manifestaciones cutáneas más frecuentes son lívedo reticularis, ulceraciones (con predominio en las extremidades inferiores), gangrena superficial o necrosis (dedos de los pies [véase la figura 3], mejillas, oídos), púrpura y equimosis, acrocianosis, isquemia digital y hemorragias «en astilla».

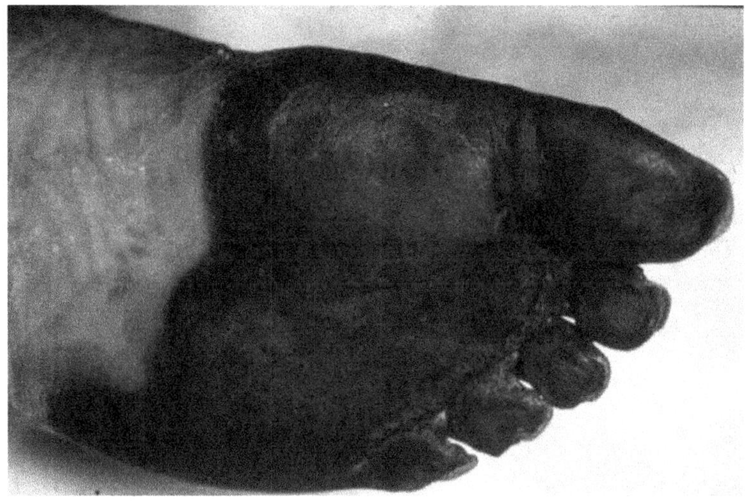

Figura 3. Necrosis de los dedos de los pies.

3.5　Afectación cardiovascular

La insuficiencia cardíaca por afectación de la microcirculación miocárdica, el infarto de miocardio, la angina inestable, la enfermedad valvular cardíaca (endocarditis de Libman-Sacks [véase la figura 4], insuficiencia mitral, tricuspídea o aórtica) y los trombos intracardíacos son las principales manifestaciones que se pueden presentar en pacientes con SAF catastrófico. El shock cardiogénico puede estar presente solo o como parte de una insuficiencia multiorgánica con hipotensión, taquicardia, oliguria, cianosis e hipoperfusión de las extremidades.

3.6　Afectación digestiva, hepática y pancreática

Las trombosis de los vasos mesentéricos son susceptibles de provocar infartos intestinales (véase la figura 5). La presentación puede ser aguda y los pacientes se quejan de dolor abdominal agudo con distensión (abdomen agudo), mientras que, en otros casos, la angina intestinal precede a la presentación aguda. El desarrollo de peritonitis denota un infarto y empeora el pronóstico. Los infartos hepáticos (véase la figura 6) y esplénicos se manifiestan con dolor abdominal localizado en el hipocondrio derecho e izquierdo, respectivamente. Aunque poco frecuente, la per-

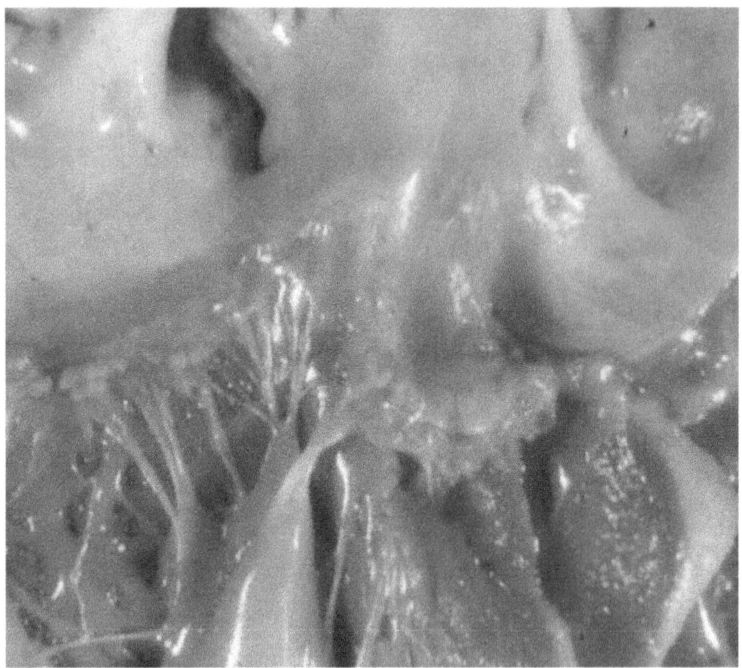

Figura 4. Endocarditis trombótica no bacteriana de Libman-Sacks.

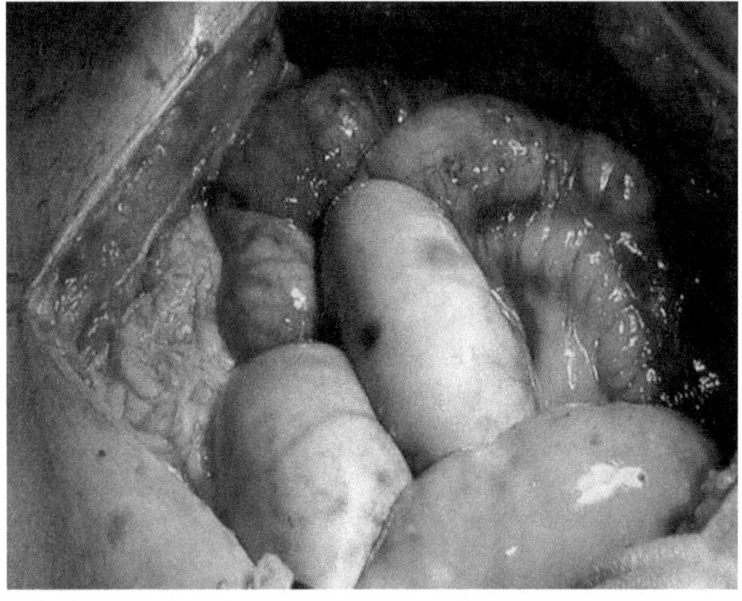

Figura 5. Infarto intestinal.

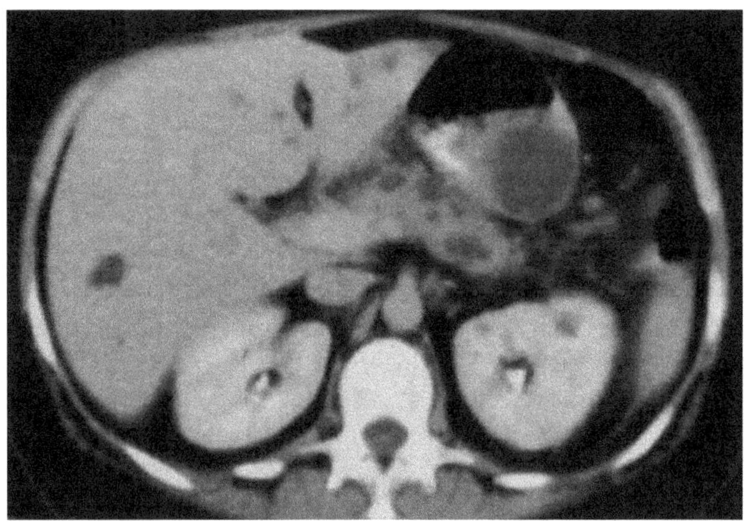

Figura 6. Infarto hepático.

foración esofágica, la colitis isquémica y la ulceración colónica que resultan de la oclusión vascular también se pueden observar en estos pacientes. Se puede desarrollar una pancreatitis aguda en pacientes con trombosis pancreática, pero las enzimas pancreáticas pueden estar elevadas en las analíticas de rutina sin presentar signos clínicos de pancreatitis.

3.7   Afectación suprarrenal

Los infartos en las glándulas suprarrenales conducen a una insuficiencia suprarrenal. La aparición puede ser aguda con dolor (abdominal, lumbar o de los flancos), algunas veces acompañado de fiebre, anorexia, hipotensión, íleo, letargia y confusión. Sin embargo, la aparición suele ser silente en ausencia de dolor. En estos pacientes, la letargia, la astenia y los antecedentes de pérdida de peso pueden ser los síntomas predominantes.

3.8   Afectación urogenital

El infarto testicular se debe sospechar en pacientes que presentan dolor escrotal intenso e inflamación. Otras manifestaciones urogenitales pueden ser la necrosis de la próstata que simula una prostatitis aguda en el hombre y un infarto ovárico en la mujer. Sin embargo, éstas son infrecuentes.

3.9 Afectación ocular

La trombosis de los vasos retinianos (arterias o venas) puede provocar isquemia ocular. El espectro clínico puede comprender pérdida visual monocular episódica (denominada *amaurosis fugax*) o pérdida visual permanente con distintos grados de afectación (hemianopsia o cuadrantanopsia).

4 Diagnóstico de laboratorio

Aunque el diagnóstico de SAF catastrófico se basa en el cuadro clínico (afectación trombótica multiorgánica), los hallazgos de laboratorio son muy importantes para confirmar la sospecha clínica. En pacientes con alta sospecha de SAF catastrófico, es recomendable realizar las siguientes pruebas de laboratorio.

4.1 Hemograma

Este análisis puede mostrar anemia hemolítica y trombocitopenia, habitualmente intensa ($< 50 \times 10^9/L$). En el caso de trombocitopenia, es recomendable realizar un segundo recuento plaquetario en una muestra con citrato para descartar una «pseudotrombocitopenia» secundaria a la agregación de ácido tetraacético de etilenediamina (EDTA).

4.2 Pruebas bioquímicas

Las alteraciones en los resultados de las pruebas bioquímicas dependen de los órganos afectos. Se deben solicitar las enzimas cardíacas, hepáticas y pancreáticas.

4.3 Pruebas de coagulación

El tiempo de tromboplastina parcial activada (TTPA) puede estar alargado si el paciente tiene anticoagulante lúpico (AL). También debe determinarse el tiempo de dilución del veneno de Russell, particularmente si el TTPA es normal. En algunos casos, existen características serológicas de coagulación intravascular diseminada (CID) (alargamiento del tiempo de protrombina, disminución del fibrinógeno y aumento en los productos de degradación de fibrinógeno/fibrina).[22] En el momento del episodio agudo, los niveles de fibrinógeno pueden ser normales o elevados. Por último, el tiempo de trombina suele estar está ligeramente alargado, pero el efecto de la heparina necesita tomarse en cuenta en estos alargamientos del tiempo de trombina.

4.4 Examen de sangre periférica

Esta prueba puede revelar un pequeño número de glóbulos rojos fragmentados (esquistocitos), los cuales son característicos de la hemólisis microangiopática.[23] En cambio, en los pacientes con púrpura trombótica trombocitopénica (PTT) los esquistocitos son más abundantes.

4.5 Prueba de Coombs

Una prueba de Coombs positiva sugiere la existencia de una hemólisis autoinmune asociada.

4.6 Perfil de los anticuerpos antifosfolipídicos

Debe incluir el AL y los anticuerpos anticardiolipina (AAC), de isotipos IgG e IgM, ya que algunos pacientes pueden presentar positividad para solamente una de estas pruebas. Incluso los niveles bajos pueden ser indicativos de este síndrome. Además, un resultado negativo para los AAF se puede observar durante el curso de los episodios trombóticos, probablemente por su consumo, lo que hace difícil de diagnosticar en el momento del episodio agudo. En estos casos, se debe obtener una nueva muestra durante la fase de mejoría.[19] Muchos laboratorios también realizan pruebas para detectar los anticuerpos contra el cofactor de los AAC (β_2-GPI).[24] Lamentablemente, existen problemas en la estandarización de las técnicas de laboratorio para la detección de los AAF y ello obliga a repetir las determinaciones al menos dos veces para la confirmación de los resultados.

4.7   Pruebas inmunológicas

Los anticuerpos antinucleares (AAN) pueden ser positivos en estos pacientes, aunque generalmente a títulos bajos (< 1/320). Títulos altos de AAN y anti-DNA se pueden encontrar en pacientes con un LES establecido. Es inusual la presencia de anticuerpos frente a antígenos extraíbles del núcleo (ENA) (anti-Ro, anti-La, anti-RNP y anti-Sm).

5   Diagnóstico diferencial

Es necesario realizar un diagnóstico diferencial cuidadoso en cada paciente ante la presencia de accidentes trombóticos multiorgánicos, que incluirá el SAF catastrófico y otros síndromes sistémicos que tienen en común microangiopatía trombótica, anemia hemolítica, trombocitopenia y afectación del sistema nervioso central y renal (véase la tabla 2). Éstos incluyen la PTT, el síndrome hemolítico urémico (SHU) y el síndrome HELLP. También, casi un tercio de los pacientes con SAF catastrófico presenta evidencia serológica o hematológica de CID durante el curso de la enfermedad multiorgánica. Todas las características serológicas de CID en estos pacientes se pueden explicar por la extensa lesión endotelial de los vasos de pequeño calibre. Por lo tanto, la CID también debería incluirse en el diagnóstico diferencial.

Finalmente, el diagnóstico diferencial debería incluir la endocarditis marántica, complicada por múltiples accidentes tromboembólicos, la crioglobulinemia, las vasculitis sistémicas, los émbolos múltiples de colesterol y el síndrome de trombosis-trombocitopenia inducido por heparina. En esta última, los pacientes desarrollan trombosis en cualquier localización, especialmente en la piel, de diez a catorce días después de haber sido administrada la heparina, y el primer signo es la disminución en el recuento plaquetario. Esto se debe a la presencia de un anticuerpo que se une al factor plaquetario 4 y a la heparina.

6   Tratamiento

Se basa en tres pilares fundamentales:[17]

1. Tratar cualquier factor desencadenante: uso temprano de los antibióticos cuando se sospeche de alguna infección, amputación de cualquier órgano

	SAFC	CID	PTT
– Mecanismo trombótico	Trombosis mediada por anticuerpos	Infecciones agudas. Sepsis, neoplasias, fármacos	Trombosis mediada por anticuerpos
– Localización de la trombosis	Microcirculación	Microcirculación	Microcirculación
– Manifestaciones hemorrágicas	–	+	±
– Manifestaciones hematológicas			
Anemia	±	±	+
Esquistocitos	±	±	++
Trombocitopenia	±	±	++
– Pruebas de coagulación			
TTPA*	–	+	–
Tiempo del veneno de Russell	+	+	–
Fibrinógeno bajo	–	+	–
PDF	±	+	–
– Pruebas inmunológicas			
Anticuerpos antifosfolipídicos	++	±	±

Tabla 2.
Diagnóstico diferencial de las alteraciones trombóticas multiorgánicas.
*SAFC = síndrome antifosfolipídico catastrófico; CID = coagulación intravascular diseminada; PTT = púrpura trombótica trombocitopénica. *TTPA: tiempo de tromboplastina parcial activado, prolongado si el paciente presenta anticoagulante lúpico.*
PDF: productos de degradación del fibrinógeno.

necrosado; extremo cuidado en los pacientes con SAF que deban someterse a una intervención quirúrgica o a un procedimiento invasivo, etc.

2. El tratamiento específico del SAF catastrófico dirigido a la eliminación de los AAF; así como prevenir y tratar los continuos episodios trombóticos (tormenta trombótica) y suprimir el exceso de la «cascada» de citocinas.[9]

3. Aplicar medidas de soporte vital. Es necesario instaurar la terapia intensiva en casos que comprometan la vida del paciente. La insuficiencia renal rápidamente progresiva requiere de diálisis; el SDRA, generalmente, requiere de ventilación asistida de bajo volumen y con presión de inspiración menor a

30 cm de H_2O y fármacos vasoactivos en caso de un *shock* cardiogénico; la posición de la cabeza a 45º es importante para evitar el riesgo de neumonía asociada a ventilación; se deben administrar inhibidores de la bomba de protones o bloqueadores de los receptores H_2 para evitar las úlceras por estrés. Todas estas medidas juegan un papel esencial en la tasa de supervivencia de los pacientes con SAF catastrófico.

En el análisis descriptivo del *CAPS Registry*,[20] la asociación de anticoagulación (AC) y glucocorticoides (GC) fue el esquema terapéutico más frecuentemente utilizado, seguido por AC, GC, recambio plasmático (RP) y/o gammaglobulinas endovenosas (GG). El mayor índice de recuperación se obtuvo con la combinación de AC, GC, RP (77,8 %), seguido por AC, GC, RP y/o GG (69 %). El mayor índice de utilización de la terapia combinada basada en GC, AC, RP y/o GG sería la razón fundamental que justifica la reducción de un 20 % de la mortalidad después de 2001 (véase la figura 7). Por lo tanto, nuestra recomendación actual para el tratamiento del SAF catastrófico se muestra en el algoritmo descrito en la figura 8.

Anticoagulación: es la principal columna del tratamiento. El análisis del *CAPS Registry* también confirmó el menor índice de mortalidad en los pacientes tratados con anticoagulación comparados con aquéllos que no la recibieron (36,9 %

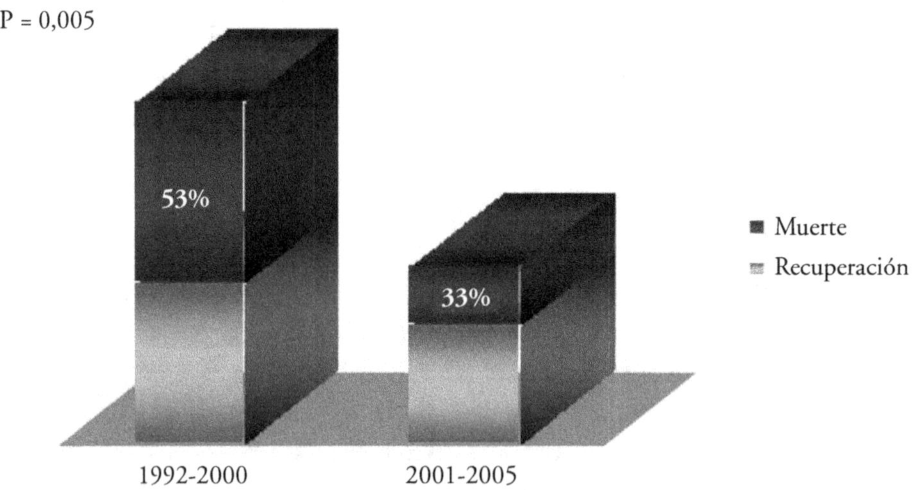

Figura 7. Influencia del tiempo en la evolución de los pacientes con SAF catastrófico.[37]
La mortalidad disminuyó desde el 53 % en el primer período (1992-2000) al 33 % en el segundo período (2001-2005). Los pacientes diagnosticados y tratados después de 2001 tuvieron una mayor recuperación, con una reducción estadísticamente significativa de la mortalidad (20 %).

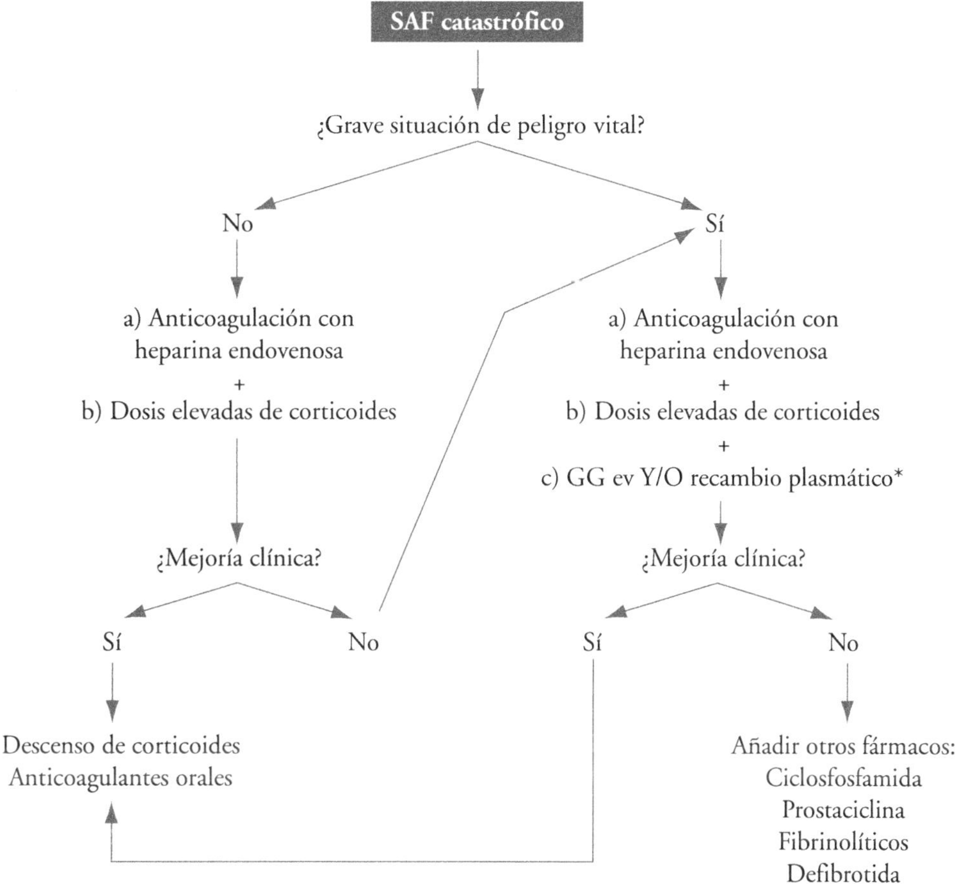

* Especialmente indicada si se objetivan esquistocitos.
Abreviaturas: GG ev: gammaglobulinas.

Figura 8. Algoritmo para el tratamiento del síndrome antifosfolipídico catastrófico.[9]

frente a 77,8 %, respectivamente; p = 0,0001).[20] Frecuentemente se utiliza la administración de heparina endovenosa para inhibir la producción continua de coágulos, si bien, por lo general, es necesario administrar mayor dosis de heparina de la habitual, con un seguimiento con un TTPA seriado para alcanzar una anticoagulación correcta. Se recomienda una embolada endovenosa inicial de 5.000 unidades de heparina seguida de una infusión continua de 1.500 unidades/h con un control estricto de TTPA. Es importante destacar el beneficio adicional de la heparina en los pacientes con SAF, debido a la inhibición en la generación de trombina, lo cual, además, inhibiría el complemento en modelos de experimentación animal. Si el curso clínico es satisfactorio, se debe mantener la heparina endovenosa durante siete o diez días, para después ser sustituida por terapia anticoagulante oral. Aunque se ha recomendado mantener la relación normalizada internacional (INR) por encima de 3, una cifra menor (entre 2,5 y 3) puede ser igualmente eficaz con menores problemas hemorrágicos. La heparina no se debe retirar antes de alcanzar una INR correcta con anticoagulantes orales.

Glucocorticoides endovenosos: el uso aislado de GC fue asociado con un peor pronóstico en el análisis del *CAPS Registry*,[20] pero su utilización en forma combinada es necesaria para superar la respuesta excesiva de citocinas en estos pacientes. Los GC inhiben el factor nuclear κB, el cual es un importante mediador tanto en el SRIS como en la trombosis producida por AAF. Se recomienda comenzar con pulsos endovenosos de metilprednisolona (1.000 mg/día de tres a cinco días), seguidos con altas dosis de prednisona (1-2 mg/kg/día). La dosis se debe mantener de acuerdo a la respuesta terapéutica.

Recambio plasmático: el RP elimina transitoriamente los AAF y también citocinas, TNF-α y complemento. Los resultados del análisis del *CAPS Registry*,[20] igual que otros ejemplos publicados en la literatura, demuestran que el RP mejora, claramente, la supervivencia de los pacientes. Este tratamiento ha sido recomendado también en las guías del *Apheresis Applications Commitee of the American Society of Apheresis*.[25] Asimismo, en la mayoría de los casos, el recambio de líquidos se realiza con plasma fresco congelado, el cual contiene anticoagulantes naturales como antitrombina, proteína C y proteína S, que pueden ser beneficiosos cuando estos compuestos se consumen en el proceso de la coagulación. Sin embargo, el plasma fresco también contiene factores de coagulación que podrían agravar la tormenta trombótica, por lo que se desconoce todavía si el recambio con otros líquidos podría resultar más efectivo, pero la sustitución con albúmina al 5 % ha sido utilizada con recuperación completa del episodio de SAF catastrófico[23] y en pacientes en los que previamente el recambio con plasma había empeorado el curso clínico.[26]

Gammaglobulinas: las gammaglobulinas endovenosas han sido eficaces para alcanzar una rápida reducción de los títulos de AAF en algunos casos y mejoran el resultado de los pacientes según los datos del *CAPS Registry*.[20] También son útiles en los pacientes con trombocitopenia intensa (que no responde a las dosis altas de corticoterapia). La dosis recomendada es de 400 mg/kg/día (aproximadamente, 25 g/día) durante cinco días. Cuando las GG ev y el RP se utilizan en un mismo paciente, éstas deben administrarse después del último día de RP, con el fin de evitarse su eliminación. Es importante tener en cuenta que las dosis altas de GG ev se pueden asociar a la producción de trombosis, principalmente en pacientes de mayor edad y con factores de riesgo, como hipertensión, diabetes y dislipemia.[27] Han sido descritas varias estrategias durante la infusión con el fin de disminuir la hiperosmolaridad y el riesgo de trombosis. Debe tenerse especial precaución en aquellos pacientes en los que se suspenda la AC.[27]

Ciclofosfamida: puede ser beneficiosa en los pacientes con SAF catastrófico asociado a LES, pero no en los pacientes con SAF primario, lo cual ha sido recientemente demostrado en un análisis multivariado del *CAPS Registry*.[28] Por lo tanto, la ciclofosfamida puede ser utilizada en los pacientes con LES que desarrollan un SAF catastrófico, especialmente si presentan un cuadro de reactivación de la enfermedad. La dosis habitual es un pulso endovenoso de 0,5-1 g/m².

Rituximab: es un anticuerpo monoclonal anti-CD20 que ha sido eficazmente utilizado en algunos pacientes con SAF y trombocitopenia o anemia hemolítica autoinmune. Los efectos antitrombóticos del rituximab no pueden evaluarse en pacientes con SAF catastrófico dado que reciben una combinación de anticoagulación e inmunodepresores. Un estudio descriptivo que valora la eficacia y la seguridad del rituximab se está realizando en el Hospital for Special Surgery de Nueva York en pacientes con manifestaciones asociadas a los AAF resistentes a la AC, como trombocitopenia, anemia hemolítica autoinmune, enfermedad valvular cardíaca, microangiopatía trombótica renal y deterioro cognitivo (http://clinicaltrials.gov/ct2/results?term=NCT00537290).

7   Pronóstico

7.1   Factores de peor pronóstico

Los pacientes afectos de LES tuvieron una tasa de mortalidad mayor (59 %) en relación con los pacientes afectos de SAF primario (37,9 %) (p = 0,003). La edad mayor de treinta y seis años, la afectación pulmonar y renal y los títulos elevados de AAN se asociaron también con mayor mortalidad.[20]

7.2   Causas de muerte y hallazgos de necropsia

La afectación cerebral fue la principal causa de muerte, principalmente en forma de accidente vasculocerebral, seguida por la afectación cardíaca, insuficiencia cardíaca e infecciones. El hallazgo anatomopatológico más frecuente fue la micro-trombosis, presente en el 89 % de los pacientes en los que se realizó necropsia.[20] Cabe destacar, como lo demuestran los datos de necropsia basados en el análisis del *CAPS Registry*, que la microtrombosis es el marcador de esta variante que la diferencia claramente del SAF clásico.

7.3 *Evolución y riesgo de recaída*

El único estudio que existe acerca de la evolución de los pacientes que sobrevivieron al episodio inicial demostró que el 66 % permaneció libre de enfermedad y el 17 % desarrolló manifestaciones relacionadas con el SAF durante un período de seguimiento de seis años, pero ninguno de ellos presentó otro episodio compatible con SAF catastrófico.[29]

Aunque las recaídas son poco frecuentes, existen ya algunos casos publicados.[30-35] Aplicando la definición propuesta para la PTT[36] y definiendo recurrencia del SAF catastrófico cuando las manifestaciones clínicas o de laboratorio reaparecen después de treinta días de aparente remisión y cumpliendo los criterios propuestos para SAF catastrófico, un total de dieciocho episodios de recaídas han sido descritos en ocho pacientes. Los principales factores desencadenantes fueron las infecciones y los problemas relacionados con la AC. En general, las manifestaciones clínicas y los datos de laboratorio que presentaron estos pacientes fueron similares a las descritas en la mayor serie publicada de pacientes con SAF catastrófico. Sin embargo, 13 de los 18 episodios cursaron con características biológicas compatibles con anemia hemolítica microangiopática trombótica.

8 Conclusión

El SAF catastrófico constituye una entidad clínica definida, con características epidemiológicas, clínicas y biológicas que lo particularizan y con alta probabilidad de comprometer la vida del paciente, por lo que requiere un cuidado exhaustivo. Por tanto, son esenciales el diagnóstico precoz y el tratamiento enérgico. El SAF catastrófico debe ser incluido en el diagnóstico diferencial de los pacientes con fallo multiorgánico, SDRA sin una patología subyacente clara y anemia hemolítica microangiopática trombótica.[37,38] El tratamiento de elección en los pacientes con esta enfermedad es la combinación de altas dosis de heparina y GC junto a RP y/o GG. Las medidas preventivas en los pacientes son SAF son, también, muy importantes para evitar el desarrollo de SAF catastrófico, así como también todas las medidas de soporte vital.

Bibliografía

1. Asherson RA. The catastrophic antiphospholipid antibody syndrome. J Rheumatol 1992; 19: 508-12.

2. Piette JC, Cervera R, Levy R *et al.* The catastrophic antiphospholipid syndrome – Asherson's syndrome. Ann Med Intern 2003; 154: 95-6.

3. Asherson RA, Cervera R, Piette JC *et al.* Catastrophic antibody syndrome. Clinical and laboratory features of 50 patients. Medicine (Baltimore) 1998; 77: 195-207.

4. Asherson RA, Cervera R, Piette JC *et al.* Catastrophic antiphospholipid syndrome: Clues to the pathogenesis from a series of 80 patients. Medicine (Baltimore) 2001; 80: 355-76.

5. Cervera R, Piette JC, Font J *et al.* Antiphospholipid syndrome: Clinical and immunologic manifestations and patterns of disease expression in a cohort of 1,000 patients. Arthritis Rheum 2002; 46: 1019-027.

6. Golden BD, Belmont HM. The role of microvasculopathy in the catastrophic antiphospholipid syndrome: comment on the article by Newelt et al (letter). Arthritis Rheum 1998; 41: 751-52.

7. Triplett DA, Asherson RA. Pathophysiology of Catastrophic Antiphospholipid Syndrome (CAPS). American Journal of Haematology 2000; 65: 154-59.

8. Belmont H, Abramson SB, Lie JT. Pathology and pathogenesis of vascular injury in systemic lupus erythematosus. Arthritis Rheum 1996; 39: 9-22.

9. Dal Nogare A, Southwestern Medicine Conference: Septic shock. Am J Med Sci 1991; 308: 50-61.

10. Kitchens CS. Thrombotic storm: When thrombosis begets thrombosis. Am J Med 1998; 104: 381-85.

11. Espinosa G, Cervera R, Font J *et al.* Antiphospholipid syndrome: pathogenic mechanism. Autoimmun Rev 2003; 2: 89-93.

12. Asherson RA, Shoenfeld Y. The role of infection in the pathogenesis of catastrophic antiphospholipid syndrome-Molecular mimicry? J Rheumatol 2000; 27: 12-4.

13. Gharavi E, Cucurull E, Tang H *et al.* Induction of antiphospholipid antibodies by immunization with viral peptides. Lupus 1999; 8: 449-55.

14. Gharavi AE, Pierangeli SS, Harris N. New developments in viral peptides and antiphospholipid antibody induction. J Autoimmun 2000; 15: 227-30.

15. Shoenfeld Y, Blank M, Cervera R *et al.* Infectious origin of the antiphospholipid syndrome. Ann Rheum Dis 2006; 65: 2-6.

16. Roubey RAS. Tissue factor way and antiphospholipid syndrome. J Autoimm 2000; 27: 238-40.

17. Asherson RA, Cervera R, de Groot P *et al.* Catastrophic antiphospholipid syndrome: International consensus sta-

tement on classification criteria and treatment guidelines. Lupus 2003; 12: 530-34.

18. Cervera R, Font J, Gómez-Puerta JA *et al.* Validation of the preliminary criteria for the classification of catastrophic antiphospholipid syndrome. Ann Rheum Dis 2005; 64: 1205-209.

19. Miret C, Cervera R, Reverter JC *et al.* Antiphospholipid syndrome without antiphospholipid antibodies at the time of the thrombotic event: Transient 'seronegative' antiphospholipid syndrome? Clin Exp Rheumatol 1997; 15: 541-44.

20. Bucciarelli S, Espinosa G, Cervera R *et al.* for the CAPS Registry Project Group (European Forum on Antiphsopholipid Antibodies). Mortality in the catastrophic antiphospholipid syndrome. Causes of death and prognostic factors in a series of 250 patients. Arthritis Rheum 2006; 54: 2568-576.

21. Bucciarelli S, Espinosa G, Asherson RA *et al.* The acute respiratory distress syndrome in catastrophic antiphospholipid syndrome: analysis of a series of 47 patients. Ann Rheum Dis 2006; 65: 81-6.

22. Asherson RA, Espinosa G, Cervera R *et al.* Disseminated intravascular coagulation in catastrophic antiphospholipid syndrome: clinical and haematological characteristics of 23 patients. Ann Rheum Dis 2005; 64: 943-46.

23. Espinosa G, Bucciarelli S, Cervera R *et al.* Thrombotic microangiopathic haemolytic anaemia and antiphospho-

lipid antibodies. Ann Rheum Dis 2004; 63: 730-36.

24. Miyakis S, Lockshin MD, Atsumi T *et al.* International consensus statement on an update of the classification criteria for definite antiphospholipid syndrome (APS). J Thromb Haemostas 2006; 4: 295-306.

25. Szczepiorkowsky ZM, Banderenko N, Kim HC *et al.* Guidelines on the use of therapeutic apheresis in clinical practice-Evidence-based approach from the Apheresis Applications Committee of the American Society for Apheresis. J Clin Apher 2007; 22: 106-75.

26. Marson P, Bagatella P, Bortolati M *et al.* Plasma exchange for the management of the catastrophic antiphospholipid syndrome: importance of the type of fluid replacement. J Intern Med 2008; 264: 201-03.

27. Orbach H, Katz U, Sherer Y *et al.* Intravenous immunoglobulin: adverse effects and safe administration. Clin Rev Allergy Immunol 2005; 29: 173-84.

28. Bayraktar UD, Erkan D, Bucciarelli S *et al.* Catastrophic Antiphospholipid Syndrome Project Group. The clinical spectrum of catastrophic antiphospoholipid syndrome in the absence and presence of lupus. J Rheumatol 2007; 34: 346-52.

29. Erkan D, Asherson RA, Espinosa G *et al.* The long-term outcome of catastrophic antiphospholipid syndrome survivors. Ann Rheum Dis 2003; 62: 530-33.

30. Asherson RA, Espinosa G, Menahem S *et al.* Relapsing antiphspholipid syndrome: report of three cases. Semin Arthritis Rheum 2008; 37: 366-72.

31. Murphy JJ, Leach IH. Finding at necropsy in the heart of a patient with anticardiolipin syndrome. Br Heart J 1929; 62: 61-4.

32. Neuwelt CM, Daikh DI, Linfoot JA *et al.* Catastrophic antiphospholipid syndrome. Response to repeated plasmapheresis over three years. Arthritis Rheum 1997; 40: 1534-539.

33. Undas A, Swadzba J, Undas R *et al.* Three episodes of acute multiorgan failure in a woman with secondary antiphospholipd syndrome. Pol Arch Med Wewn 1998; 100: 556-60.

34. Cerveny K, Sawitzke AD. Relapsing catastrophic antiphospholipid syndrome: a mimic for thrombotic thrombocytopenic purpura. Lupus 1999; 8: 477-81.

35. Gordon A, McLean CA, Ryan P *et al.* Steroids responsive catastrophic antiphospholipid syndrome. J Gastroenterol Hepatol 2004; 19: 479-80.

36. Willis MS, Banderko N. Relapse of thrombotic thrombocytopenic purpura: is it a continuum of diseases. Semin Throm Haemostas 2005; 31: 700-08.

37. Bucciarelli S. Síndrome antifosfolipídico catastrófico. Tesis Doctoral. Universitat de Barcelona, 2006. URL: www.tdx.cat/TDX-0420107-133454.

38. Bucciarelli S, Cervera R, Espinosa G *et al.* Mortality of the catastrophic antiphospholipid syndrome: causes of death and prognostic factors. Autoimmun Rev 2006; 6: 72-5.

Capítulo 7

Profilaxis antitrombótica primaria y secundaria en el síndrome antifosfolipídico

G. Ruiz-Irastorza,[1] G. R. V. Hughes,[2] M. A. Khamashta[3]

[1]Servicio de Medicina Interna
 Hospital de Cruces
 Barakaldo (Bizkaia)

[2]Lupus Unit
 London Bridge Hospital
 Londres (Reino Unido)

[3]Lupus Research Unit
 The Rayne Institute
 St. Thomas' Hospital
 King's College
 Londres (Reino Unido)

Dirección para correspondencia
Hospital de Cruces
Dr. G. Ruiz-Irastorza
r.irastorza@euskalnet.net

1 Introducción

Las trombosis constituyen las manifestaciones de mayor gravedad en el síndrome antifosfolipídico (SAF). Situaciones dramáticas, como pude ser un accidente cerebrovascular sufrido por una mujer joven, no son infrecuentes en el contexto de un SAF. Sin tratamiento, las trombosis en estos pacientes son, frecuentemente, recidivantes, a menudo en el mismo territorio que el episodio inicial.

La tromboprofilaxis es, por tanto, crucial en individuos portadores de anticuerpos antifosfolipídicos (AAF). La situación ideal sería, obviamente, evitar la primera trombosis; sin embargo, en muchas ocasiones desconocemos la presencia de AAF hasta que se produce la primera manifestación clínica. Por tanto, nuestros esfuerzos terapéuticos deben centrarse tanto en la tromboprofilaxis secundaria como primaria.

2 Tromboprofilaxis secundaria

Existe acuerdo en recomendar una duración indefinida del tratamiento antitrombótico. Sin embargo, el consenso se acaba a partir de este punto, existiendo discrepancias sobre si todas las trombosis deben tratarse de igual modo, independientemente del territorio en que se produzcan, y si los individuos con SAF deben ser manejados de forma diferente a la población general, hecha la salvedad de la duración del tratamiento.

Hay autores que defienden la anticoagulación indefinida a una intensidad estándar (ratio internacional normalizado, o INR, entre 2,0-3,0) independientemente de que la trombosis sea arterial o venosa, si bien mantienen la posibilidad de tratar a los pacientes con ictus isquémico administrando aspirina a dosis bajas.[1] Estas recomendaciones están sustentadas en dos ensayos clínicos[2,3] y un cuasiensayo en el que se llevó a cabo un análisis de subgrupo, dentro un estudio aleatorizado, sobre la prevención secundaria de los accidentes cerebrovasculares con aspirina o anticoagulación de baja intensidad.[4,5] Los resultados de los dos primeros estudios apoyan la equivalencia de la intensidad habitual de anticoagulación y la alta intensidad (es decir, con un INR diana superior a 3,0). El tercero concluyó que la presencia de AAF no modifica el riesgo de episodios isquémicos cerebrales recurrentes y que, en la población con AAF, el tratamiento con aspirina o anticoagulación con un INR entre 1,4 y 2,8 es igualmente efectivo.[4] Sin embargo, pese a la calidad del diseño *a priori*, estos tres estudios presentaban una serie de importantes limitaciones que hacen difícilmente asumibles sus conclusiones:

1. Los pacientes con SAF y trombosis arteriales (precisamente los más graves) se encuentran escasamente representados. Dos estudios incluyeron una mayoría de pacientes con trombosis venosas,[2,3] excluyéndose de forma expresa los accidentes cerebrovasculares recientes de uno de ellos.[2] El tercer estudio, aunque realizado en una población con ictus isquémico reciente, no cumplía los criterios admitidos de SAF, ya que la determinación de AAF se realizó en una sola ocasión (en muestras sanguíneas congeladas).[4] Es más, la mayoría de los pacientes presentaron niveles bajos de anticuerpos anticardiolipina (AAC), lo que refuerza la idea de que la mayoría de pacientes incluidos en este estudio no tenían un SAF.

2. Las trombosis recidivantes fueron, también, expresamente excluidas de dos estudios.[2,3] Es decir, se plantearon escenarios clínicos de relativa «benignidad» del SAF.

3. Los dos estudios que compararon la eficacia de la anticoagulación de intensidad estándar (INR 2,0-3,0) y alta (INR 3,0-4,0) tuvieron problemas para mantener el rango terapéutico en los pacientes aleatorizados a alta intensidad, que pasaron una parte sustancial del tiempo del estudio en INR por debajo del límite inferior del rango terapéutico marcado.[2,3] De hecho, la mayoría de las trombosis se produjeron en pacientes cuyo INR estaba, en ese momento, por debajo de 3,0, independientemente del grupo de aleatorización.[2]

Queda claro, por tanto, que estos estudios, de máxima calidad metodológica sobre el papel, no son suficientes, dados los sesgos de selección de pacientes, para establecer recomendaciones universales para todos los subgrupos con SAF y trombosis. Por esta razón, se decidió llevar a cabo una segunda revisión sistemática, en la que también se incluyeron estudios observacionales.[6] Se revisaron un total de dieciséis artículos, con una amplia representación de pacientes con trombosis arteriales, venosas y recidivantes (véase la tabla 1). Las conclusiones alcanzadas en este estudio fueron las siguientes:

1. El riesgo absoluto de trombosis recurrentes en pacientes con trombosis venosa y AAF que no cumplen los criterios de Sapporo es muy bajo con anticoagulación oral a la intensidad habitual.

Autor/año	N	Tipo de estudio	Criterios de Sapporo	Trombosis al diagnóstico (arteriales/venosas)
Rosove/1992	70	Cohorte retrospectiva	no	31/39
Derksen/1993	19	Cohorte retrospectiva	sí	0/19
Khamashta/1995	147	Cohorte retrospectiva	sí	67/80
Krnic-Barrie/1997	61	Cohorte retrospectiva	no	38/23
Muñoz-Rodríguez/1999	47	Cohorte retrospectiva	sí	19/28
Ruiz-Irastorza/2002	66	Cohorte retrospectiva	sí	51/32
Wittkowsky/2006	36	Cohorte retrospectiva	sí	14/16
Girón-González/2004	158	Cohorte prospectiva	sí	70/106
Ames/2005	67	Cohorte prospectiva	sí	17/50
Ginsberg/1995	16	Análisis de subgrupo de cohorte prospectiva	no	0/16
Prandoni/1996	15	Análisis de subgrupo de cohorte retrospectiva	sí	0/15
Rance/1997	27	Análisis de subgrupo de cohorte retrospectiva	no	0/27
Schulman/1998	68	Análisis de subgrupo de ensayo aleatorizado	no	0/68
Levine/2004	720	Análisis de subgrupo de ensayo aleatorizado	no	720/0
Crowther/2003	114	Ensayo aleatorizado	sí	27/87
Finazzi/2005	109	Ensayo aleatorizado	sí	44/75

Tabla 1.
Estudios incluidos en la revisión sistemática.[6]

2. Los pacientes que desarrollan un accidente cerebrovascular en presencia de AAF a títulos bajos en una única determinación no se comportan de forma diferente a la población general.

3. Los pacientes con SAF definido que debutan con una trombosis venosa pueden ser considerados de relativo bajo riesgo de recidivas si reciben anticoagulación oral.

4. Sin embargo, el riesgo de recurrencia es alto, incluso recibiendo tratamiento anticoagulante a un INR diana 2,0-3,0 entre los pacientes con SAF definido que se presentan con una trombosis arterial (sobre todo, cerebral) y/o con trombosis repetidas.

5. La frecuencia de trombosis recurrentes es baja en pacientes que reciben una anticoagulación efectiva con un INR entre 3,4 y 4,0. La mayoría de trombosis en pacientes anticoagulados suceden cuando el INR se encuentra por debajo de 3,0.

6. En pacientes con SAF definido, el riesgo medio de trombosis recidivante es mayor que el de sangrado. Asimismo, la mortalidad asociada a trombosis es muy superior que la relacionada con hemorragias.

7. No existen datos suficientes para definir el papel de la aspirina combinada con anticoagulantes orales en casos resistentes. De igual modo, no se ha establecido el impacto de la corrección de factores de riesgo vascular.

Las recomendaciones de esta revisión,[6] que difieren parcialmente de las previas,[1] se presentan en la tabla 2.

El mensaje final es, por tanto, que los pacientes con SAF y trombosis de mayor riesgo (arteriales y/o recidivantes) deben recibir un tratamiento más agresivo que aquellos que debutan con una trombosis venosa profunda. La intensidad de la an-

---

– Los pacientes con trombosis a cualquier nivel y AAF que no cumplen criterios de Sapporo/Sidney deben ser tratados como la población general
– Los pacientes con SAF definido y primera trombosis venosa deben ser tratados con anticoagulación indefinida con un INR 2,0-3,0
– Los pacientes con SAF definido y trombosis arteriales y/o recurrentes deben ser tratados con anticoagulación indefinida con un INR superior a 3,0

Tabla 2.
Profilaxis secundaria de trombosis en pacientes portadores de anticuerpos antifosfolipídicos.
AAF: anticuerpos antifosfolipídicos; SAF: síndrome antifosfolipídico;
INR: ratio internacional normalizado.

ticoagulación debe ajustarse a la situación clínica concreta de cada paciente, teniendo muy en cuenta el riesgo de sangrado. Sin embargo, hay que tener presente que, en este grupo de pacientes, generalmente jóvenes, la frecuencia de hemorragias graves no es significativamente superior al de otros grupos poblacionales tratados con intensidades de anticoagulación inferiores.[7]

3 Tromboprofilaxis primaria

La cuestión de decidir sobre tromboprofilaxis primaria no es sencilla, debido fundamentalmente, a la dificultad para estimar el riesgo concreto de un paciente para desarrollar trombosis en el futuro.

La probabilidad de sufrir una primera trombosis de un paciente con LES portador de AAF parece rondar el 50 % en diez años.[8] De hecho, un reciente estudio español ha calculado una incidencia de trombosis de 3,93 episodios por cada cien pacientes y año.[9] Sin embargo, el riesgo real parece estar modulado por una serie de factores adicionales, uno de los cuales es el tipo y la persistencia de AAF del individuo: la probabilidad de trombosis es máxima en pacientes con AL y muy alta en aquéllos con AAC a niveles medio-altos positivos de forma reiterada (más allá de las dos ocasiones exigidas por los criterios clasificatorios). Sin embargo, los pacientes con LES que positivizan AAC (sin AL) de forma intermitente, no parecen tener mayor probabilidad de trombosis que los individuos con LES sin AAF.[10,11] Estudios retrospectivos también sugieren un incremento del riesgo de trombosis futuras en mujeres con SAF puramente obstétrico.[12] Por el contrario, los individuos sanos, portadores asintomáticos de AAF parecen tener una menor probabilidad de manifestaciones clínicas asociadas a SAF.[13] La positividad simultánea a varios AAF (AL, AAC y anti-β_2-glicoproteína I) debe considerarse un factor facilitador de trombosis en esta población.[14]

Estudios retrospectivos sugieren que la aspirina es eficaz en la prevención de trombosis en pacientes con AAF.[11,15,16] En pacientes con LES, un estudio de análisis de decisión publicado en el año 2000 recomendaba el tratamiento con aspirina a dosis bajas para todos los individuos portadores de AAC o AL.[17] Sin embargo, el único ensayo clínico centrado en esta cuestión (estudio APLASA) que ha sido publicado hasta la fecha obtuvo resultados que llevaron a sus autores a no recomendar la tromboprofilaxis primaria en individuos con AAF.[18]

El APLASA excluyó, expresamente, a las mujeres con SAF obstétrico, que constituyen un subgrupo de gran relevancia clínica. Se consideró la positividad de AAC del isotipo IgA en igualdad de condiciones con los isotipos IgG e IgM y con el AL. De hecho, el número de pacientes positivos para AL no se menciona en el estudio, incluso tras ser los autores interrogados específicamente al respecto.[19] El estudio, por dificultades logísticas, fue finalizado antes de tiempo, por lo que tanto la población seleccionada como el período de seguimiento fueron inferiores a lo planeado.

En este contexto, la frecuencia de trombosis en el grupo placebo fue de cero, con lo que, obviamente, ninguna intervención podía mostrase útil. Es decir, de nuevo nos encontramos ante un caso de profunda discrepancia entre la población reclutada para un ensayo clínico y el mundo real. El único mensaje útil del estudio fue la asociación de las escasas trombosis observadas con la presencia de enfermedad autoinmune sistémica y/o factores de riesgo vascular.[18]

A pesar de los resultados del APLASA, y tomando en cuenta tanto sus limitaciones como los datos surgidos de los estudios observacionales ya comentados, nuestra recomendación es ofrecer profilaxis con aspirina de forma indefinida a las mujeres con SAF obstétrico y a los pacientes con LES portadores de AL o AAC a niveles medio-altos de forma persistente (véase la tabla 3). En estos últimos, la hidroxicloroquina (HCQ) puede ofrecer una protección adicional (ver más adelante). En individuos asintomáticos puros, sin clínica obstétrica ni enfermedad autoinmune sistémica, la indicación de tratamiento antiagregante nos parece más discutible, si bien los individuos con AL, AAC y anti anti-β_2-glicoproteína I positivos de forma simultánea y persistente podrían ser candidatos a la intervención terapéutica. Además, cualquier portador de AAF, con clínica trombótica, obstétrica o asintomático, debe ser sometido a un estricto control de los factores de riesgo vascular.[20]

- Pacientes con LES y AL y/o AAC persistentemente positivos a niveles altos: hidroxicloroquina y aspirina
- Mujeres con antecedentes de SAF obstétrico: aspirina
- Portadores asintomáticos de AAF: no tratamiento o aspirina (en individuos con AL acompañado de AAC y/o anti-β_2 glicoproteína I persistentes a niveles altos)
- Control estricto de factores de riesgo vascular y tromboprofilaxis en situaciones de riesgo de TEV (cirugía, inmovilización, etcétera) en todos los individuos con AAF

Tabla 3.
Tromboprofilaxis primaria en individuos con anticuerpos antifosfolipídicos.
LES: lupus eritematoso sistémico; AL: anticoagulante lúpico; AAC: anticuerpos anticardiolipina;
SAF: síndrome antifosfolipídico; AAF: anticuerpos antifosfolipídicos;
TEV: tromboembolismo venoso.

4   Otros tratamientos

Aunque los fármacos anticoagulantes y antiagregantes son la base del tratamiento del SAF, otros medicamentos de diferentes grupos terapéuticos nos pueden resultar de utilidad en estos pacientes.

Las estatinas, por un lado, son necesarias en todos aquellos pacientes con hipercolesterolemia, que puede actuar como un factor multiplicador del riesgo de trombosis. Pero, además, estudios experimentales muestran que las estatinas pueden reducir la expresión de FT inducida por AAF y mediada por NF-κβ, una de las principales vías patogénicas del SAF.[21,22] El incremento de adhesividad que muestran las células endoteliales tras exponerse a anti-β_2GPI puede disminuirse, también, con estatinas.[23] Estos efectos pleiotrópicos, sumados a la acción hipolipemiante de las estatinas, apuntan a una mayor utilización de estos fármacos en un futuro próximo, independientemente de los niveles de colesterol del paciente.[24]

La activación del complemento puede ser un paso necesario en la producción de trombosis y muertes fetales en el SAF. La heparina, a dosis inferiores a las requeridas para ejercer su efecto inhibidor del factor Xa, inhibe la activación del complemento, lo que podría explicar parte de su efecto terapéutico.[25,26] Nuevos fármacos, con un efecto selectivo sobre esta vía patogénica, podrían desarrollarse en los próximos años y ofrecer una diana terapéutica complementaria en el SAF.

Existen datos observacionales que sugieren que el rituximab puede disminuir los niveles de AAF y ser de utilidad en formas graves de SAF.[27,28]

Finalmente, cabe hacer referencia a la HCQ. Este fármaco, con una intensa acción inmunorreguladora y un excelente perfil de seguridad, constituye uno de los pilares del tratamiento del LES debido a su control de la actividad, mejora del perfil lipídico, reducción del daño, así como de la mortalidad.[29] Precisamente, uno de sus importantes efectos terapéuticos es la disminución de las trombosis tanto a nivel experimental,[30] como clínico,[15,31,32] con una consiguiente disminución de las muertes de origen vascular.[31] El efecto específico en pacientes con LES y AAF ha sido mostrado recientemente.[11]

Cualquier paciente con lupus y AAF debería estar tratado de forma indefinida con HCQ (al igual que la mayoría de pacientes con LES). A la espera de estudios de mayor entidad que puedan sentar la indicación universal del HCQ en pacientes con SAF primario, la HCQ puede considerarse un tratamiento complementario en los pacientes con resistencia al tratamiento anticoagulante, alto riesgo de sangrado que contraindique la anticoagulación de alta intensidad y/o dificultades para mantener un INR superior a 3,0.

5 Conclusiones

Evitar las trombosis es prioritario en pacientes portadores de AAF tanto asintomáticos, como con antecedentes de episodios vasculares previos. En el momento actual, la base del tratamiento son los fármacos antiagregantes y anticoagulantes. El tratamiento debe ajustarse al riesgo específico de cada paciente, que viene definido por su historia clínica, el perfil de autoanticuerpos y la presencia de factores de riesgo vascular (véase la tabla 4). Un estricto control de estos últimos es primordial en todos los casos. Es de esperar que, en los próximos años, seamos capaces de predecir con mayor exactitud la probabilidad individual de trombosis en un paciente concreto y que, con la ayuda de medicamentos de otros grupos terapéuticos, podamos diseñar terapias individualizadas más eficaces y seguras.

- Antecedentes previos de trombosis (arterial > venosa)
- Presencia de factores de riesgo vascular
- SAF obstétrico
- Enfermedad autoinmune sistémica subyacente (especialmente LES)
- Presencia de AL
- Presencia de AL, AAC y/o anti-$\beta2$ glicoproteína I simultánea y persistente

---

Tabla 4.
Situaciones de alto riesgo de trombosis en pacientes con AAF.
AAF: anticuerpos antifosfolipídicos; SAF: síndrome antifosfolipídico; LES: lupus eritematoso sistémico; AL: anticoagulante lúpico; AAC: anticuerpos anticardiolipina.

BIBLIOGRAFÍA

1. Lim W, Crowther MA, Eikelboom JW. Management of antiphospholipid antibody syndrome: a systematic review. JAMA 2006; 295: 1050-057.

2. Crowther MA, Ginsberg JS, Julian J *et al.* A comparison of two intensities of warfarin for the prevention of recurrent thrombosis in patients with the antiphospholipid syndrome. N Engl J Med 2003; 349: 1133-138.

3. Finazzi G, Marchioli R, Brancaccio V *et al.* A randomized clinical trial of high-intensity warfarin *versus* conventional antithrombotic therapy for the prevention of recurrent thrombosis in patients with the antiphospholipid syndrome (WAPS). J Thromb Haemost 2005; 3: 848-53.

4. Levine SR, Brey RL, Tilley BC *et al* APASS Investigators. Antiphospholipid antibodies and subsequent thrombo-occlusive events in patients with ischemic stroke. JAMA 2004; 291: 576-84.

5. Mohr JP, Thompson JLP, Lazar RM *et al.* A comparison of warfarin and aspirin for the prevention of recurrent ischemic stroke. N Engl J Med 2001; 345: 1444-451.

6. Ruiz-Irastorza G, Hunt BJ, Khamashta MA. A systematic review of secondary thromboprophylaxis in patients with antiphospholipid antibodies. Arthritis Rheum 2007; 57: 1487-495.

7. Ruiz-Irastorza G, Khamashta MA, Hunt BJ *et al.* Bleeding and recurrent thrombosis in definite antiphospholipid syndrome: analysis of a series of 66 patients treated with oral anticoagulation to a target INR of 3.5. Arch Intern Med 2002; 162: 1164-169

8. Shah NM, Khamashta MA, Atsumi T *et al.* Outcome of patients with anticardiolipin antibodies: a 10 year follow-up of 52 patients. Lupus 1998; 7: 3-6.

9. Martínez F, Forner MJ, Ruano M *et al.* Factores relacionados con el riesgo de trombosis en pacientes con lupus y positividad para anticuerpos antifosfolipídicos. Med Clin (Barc) 2006; 127: 405-08.

10. Martínez-Berriotxoa A, Ruiz-Irastorza G, Egurbide MV *et al.* Transiently positive anticardiolipin antibodies do not increase the risk of thrombosis in patients with systemic lupus erythematosus. Lupus 2007; 16: 810-16.

11. Tektonidou MG, Laskari K, Panagiotakos DB *et al.* Risk factors for thrombosis and primary thrombosis prevention in patients with systemic lupus erythematosus with or without antiphospholipid antibodies. Arthritis Rheum 2009; 61: 29-36.

12. Erkan D, Merrill JT, Yazici Y *et al.* High thrombosis rate after fetal loss in antiphospholipid syndrome: effective prophylaxis with aspirin. Arthritis Rheum 2001; 44: 1466-467.

13. Girón-González JA, García del Río E, Rodríguez C *et al.* Antiphospholipid

syndrome and asymptomatic carriers of antiphospholipid antibody: prospective analysis of 404 individuals. J Rheumatol 2004; 31: 1560-567.

14. Forastiero R, Martinuzzo M, Pombo G *et al.* A prospective study of antibodies to beta2-glycoprotein I and prothrombin, and risk of thrombosis. J Thromb Haemost 2005; 3: 1231-238.

15. Erkan D, Yazici Y, Peterson MG *et al.* A cross-section study of clinical thrombotic risk factors and preventive treatments in antiphospholipid syndrome. Rheumatology 2002; 41: 924-29.

16. Hereng T, Lambert M, Hachulla E *et al.* Influence of aspirin on the clinical outcomes of 103 anti-phospholipid antibodies-positive patients. Lupus 2008; 17: 11-5.

17. Wahl DG, Bounameaux H, de Moerloose P *et al.* Prophylactic antithrombotic therapy for patients with systemic lupus erythematosus with or without antiphospholipid antibodies. Arch Intern Med 2000; 160: 2042-048.

18. Erkan D, Harrison MJ, Levy R *et al.* Aspirin for primary thrombosis prevention in the antiphospholipid syndrome: a randomized, double-blind, placebo-controlled trial in asymptomatic antiphospholipid antibody-positive individuals. Arthritis Rheum 2007; 56: 2382-391.

19. Wahl D, Lecompte T, Bounameaux H. Need for additional trials of primary prophylaxis in patients with high-risk antiphospholipid antibody profiles: Comment on the article by Erkan *et al.* Arthritis Rheum 2008; 58: 635-36.

20. Tektonidou MG, Ioannidis JPA, Boki KA *et al.* Prognostic factors and clustering of serious clinical outcomes in antiphospholipid syndrome. Q J Med 2000; 93: 523-30.

21. López-Pedrera Ch, Buendía P, Aguirre MA *et al.* Antiphospholipid syndrome and tissue factor: a thrombotic couple. Lupus 2006; 15: 161-66.

22. Ferrara DE, Swerlick R, Casper K *et al.* Fluvastatin inhibits up-regulation of tissue factor expression by antiphospholipid antibodies on endothelial cells. J Thromb Haemost 2004; 2: 1558-563.

23. Meroni PL, Raschi E, Testoni C *et al.* Statins prevent endothelial cell activation induced by antiphospholipid (anti-beta2-glycoprotein I) antibodies: effect on the proadhesive and proinflammatory phenotype. Arthritis Rheum 2001; 44: 2870-878.

24. Brey RL. New treatment option for the antiphospholipid antibody syndrome? More pleiotropic effects of the statin drugs. J Thromb Haemost 2004; 2: 1556-557.

25. Pierangeli SS, Girardi G, Vega-Ostertag M *et al.* Requirement of activation of complement C3 and C5 for antiphospholipid antibody-mediated thrombophilia. Arthritis Rheum 2005; 52: 2120-124.

26. Pierangeli SS, Chen PP, González EB. Antiphospholipid antibodies and the antiphospholipid syndrome: an update on treatment and pathogenic mechanisms. Curr Opin Hematol 2006; 13: 366-75.

27. Erre GL, Pardini S, Faedda R *et al.* Effect of rituximab on clinical and laboratory features of antiphospholipid syndrome: a case report and a review of literature. Lupus 2008; 17: 50-5.

28. Ahn ER, Lander G, Bidot C, Wenche J, Ahn YS. Long-term remission from life-threatening hypercoagulable state associated with lupus anticoagulant (LA) following rituximab therapy. Am J Hematol 2005; 78: 127-29.

29. Ruiz-Irastorza G, Ramos-Casals M, Brito-Zerón P *et al.* Clinical efficacy and side effects of antimalarials in systemic lupus erythematosus: a systematic review. Ann Rheum Dis 2008 Dec 22. [Epub ahead of print]

20. Espinola R, Pierangeli S, Gharavi A *et al.* Hydroxychloroquine reverses platelet activation induced by human IgG antiphospholipid antibodies. Thromb Haemost 2002; 87: 518-22.

31. Ruiz-Irastorza G, Egurbide M, Pijoan J *et al.* Effect of antimalarials on thrombosis and survival in patients with systemic lupus erythematosus. Lupus 2006; 15: 577-83.

32. Ho K, Ahn C, Alarcón G *et al.* Systemic lupus erythematosus in a multiethnic cohort (LUMINA): XXVIII. Factors predictive of thrombotic events. Rheumatology (Oxford) 2005; 44: 1303-307.

Capítulo 8

Nuevos tratamientos en el síndrome antifosfolipídico

J. M. Sabio, N. Navarrete-Navarrete, J. Jiménez-Alonso

Unidad de Enfermedades Autoinmunes Sistémicas
Servicio de Medicina Interna
Hospital Universitario Virgen de las Nieves
Granada

Dirección para correspondencia
Hospital Universitario Virgen de las Nieves
Dr. J. M. Sabio
jmasabio@gmail.com

1 Introducción

Aunque en los últimos años, el síndrome antifosfolipídico (SAF) está despertando un creciente interés en la comunidad científica, el tratamiento de estos pacientes se basa en los datos proporcionados por un número limitado de estudios, en ocasiones con problemas metodológicos o con un número insuficiente de casos, por lo que éste sigue siendo objeto de debate.[1] Algunos pacientes con SAF continúan presentando recurrencias a pesar de recibir tratamientos óptimos. Por otro lado, la supervivencia de los pacientes con SAF catastrófico ha mejorado extraordinariamente en los últimos años, gracias a la combinación de anticoagulantes, glucocorticoides, inmunoglobulinas intravenosas y recambio plasmático.[2] Aun así, la mortalidad sigue siendo significativa. Todo ello pone de relieve la necesidad de investigar nuevos tratamientos más efectivos y específicos.

El conocimiento de los mecanismos intracelulares implicados en estos procesos está permitiendo identificar posibles dianas terapéuticas que ofrecen la oportunidad de desarrollar, en un futuro, tratamientos específicos para el SAF.[3,4] En este capítulo se revisarán algunas de estas estrategias, de las que en la mayoría de los casos no se dispone de información en humanos. Además, se comentarán algunos fármacos empleados en otras patologías, pero que, por sus efectos pleiotrópicos o por sus propiedades inmunomoduladoras, podrían ejercer un efecto antitrombótico (véase la tabla 1).

2 Tratamientos actuales potencialmente útiles en el síndrome antifosfolipídico

2.1 *Hidroxicloroquina*

La hidroxicloroquina (HCQ) se emplea habitualmente en el tratamiento de las manifestaciones cutáneas y articulares en los pacientes lúpicos. Posee, además, entre

Fármacos	Estudios que apoyan su utilidad
1. Tratamientos actuales potencialmente útiles en el SAF	
1.1. Hidroxicloroquina	Retrospectivos, observacionales. No ensayos clínicos (EC) controlados y aleatorizados
1.2. Estatinas	Estudios *in vitro* y en modelos animales. Pequeño ensayo abierto en humanos No EC
1.3. Rituximab	Casos anecdóticos en humanos. Estudio piloto fase II abierto en marcha (RITAPS) No EC
1.4. Inhibidores directos e indirectos de la trombina	Casos anecdóticos
1.5. Proteína C activada	Estudios en modelos animales. Estudios observacionales en humanos. No EC
1.6. Defibrótido	Un solo caso en la literatura en SAF catastrófico
2. Posibles futuros tratamientos para el SAF	
2.1. Inhibidores del complemento	Fundamentalmente estudios *in vitro* y modelos animales
2.2. Inhibidores específicos del receptor GPIIb/IIIa	Estudios en modelos animales
2.3. Inhibición de la expresión del factor tisular	Estudios *in vitro* y modelos animales
2.4. Anticitoquinas	Estudios en modelos animales
2.5. Inhibidores de la p38MAPK y del tromboxano A2	Estudios *in vitro* y modelos animales
2.6. Tolerágenos de la β_2-GP I (LJP 1082)	EC fase I/II sobre seguridad y tolerancia

Tabla 1.
Posibles nuevos tratamientos en el SAF y nivel de evidencia.

otras propiedades, un efecto antitrombótico como consecuencia de la inhibición de la agregación plaquetaria.[6]

In vitro, la HCQ frena la liberación de ácido araquidónico por parte de las plaquetas activadas e inhibe la expresión del receptor GPIIb/IIIa en plaquetas incubadas con anticuerpos antifosfolipídicos (AAF).[6,7] También bloquea y revierte la unión del complejo AAF IgG- β_2-glicoproteína I (β_2-GPI) a la bicapa de fosfolípidos.[8] En ratones a los que se les inyectó AAF, la HCQ redujo el tamaño y la duración de los trombos de manera dosis-dependiente.[9]

En humanos, la HCQ fue utilizada como profilaxis de la trombosis venosa profunda y del tromboembolismo pulmonar en pacientes sometidos a artroplastia de cadera.[10] Posteriormente, varios estudios, realizados en diferentes cohortes, han mostrado que la HCQ podría disminuir el número de episodios trombóticos en pacientes con lupus eritematoso sistémico (LES).[11-14] Sin embargo, en un estudio realizado sobre 442 pacientes lúpicos (cohorte LUMINA) la HCQ no demostró ejercer un efecto antitrombótico, tras realizar un análisis multivariante.[15] Asimismo, el uso de HCQ también se asoció, en un estudio trasversal, a un efecto protector contra la trombosis en pacientes con AAF persistentemente positivos, pero sin antecedentes de episodios trombóticos previos.[16] Por último, McCarty y Cason comunicaron que la HCQ (200 mg/12 h) asociada a la aspirina (81 mg/día) podía reducir el título de AAF;[17] sin embargo, este hallazgo no fue confirmado en un estudio posterior.[18]

En definitiva, estos datos sugieren que la HCQ podría ser útil en la prevención primaria y secundaria de la trombosis en pacientes con SAF. Sin embargo, no se dispone, en la actualidad, de estudios controlados que demuestren su eficacia en este contexto. Aun así, algunos autores sugieren que la HCQ podría ser añadida al tratamiento anticoagulante estándar en aquellos pacientes con SAF que presentan trombosis recurrentes a pesar de una correcta anticoagulación.[5]

2.2 *Estatinas*

Además de su efecto hipolipemiante, las estatinas poseen diversos efectos pleiotrópicos. En un ensayo clínico realizado en pacientes aparentemente sanos, sin hipercolesterolemia (LDL colesterol < 130 mg/dl), pero con niveles elevados de proteína C-reactiva (PCR), la rosuvastatina redujo, significativamente, la incidencia de episodios cardiovasculares mayores, lo que confirma el efecto beneficioso de las estatinas más allá de su acción sobre los niveles de colesterol.[19] Entre otros efectos pleiotrópicos, las estatinas disminuyen la expresión de moléculas de adhesión en los leucocitos, inhiben la función plaquetaria y reducen la expresión y producción de citocinas inflamatorias en las células endoteliales.[6] El posible efecto protector que las estatinas podrían ejercer en el SAF ha sido puesto de manifiesto, fundamentalmente, en estudios *in vitro* y en modelos animales.

La fluvastatina interfiere en la activación de células endoteliales procedentes de venas de cordón umbilical humano incubadas con anti-β_2-GPI, reduciendo la producción de moléculas de adhesión e interleucina (IL)-6.[20] En modelos animales, las estatinas también han demostrado ejercer un efecto protector sobre los cambios inducidos por la infusión de AAF. La fluvastatina redujo, en este modelo, el tamaño del trombo y disminuyó los niveles de moléculas de adhesión como ICAM-1 soluble, dificultando, así, la adhesión de los leucocitos al endotelio; estos efectos fueron independientes del descenso de colesterol.[21] Por otro lado, la activación del factor tisular parece ser un paso determinante en el proceso de trombosis y pérdida fetal inducida por los AAF.[22] La activación de los neutrófilos a través del eje factor tisular/factor VIIa/PAR2 determina la pérdida fetal en un modelo murino de SAF. En este modelo experimental se demostró que la simvastatina y la pravastatina disminuyen de manera dosis-dependiente la expresión del factor tisular y del PAR2, previniendo la pérdida fetal.[23] Por último, en pacientes con SAF se ha observado que el tratamiento con fluvastatina durante treinta días puede reducir la expresión de citocinas proinflamatorias y protrombóticas, como el factor tisular o el factor de necrosis tisular (TNF).[24,25] Otros posibles mecanismos por los que las estatinas podrían ejercer su efecto antitrombótico son: aumento de la actividad del enzima óxido nítrico sintetasa,[26] aumento de la actividad fibrinolítica de las células endoteliales[27] y descenso de la expresión de la endotelina 1.[28]

Aunque estos datos son esperanzadores, todavía no se disponen de estudios controlados sobre el posible efecto preventivo de las estatinas en las trombosis y las pérdidas fetales en pacientes con SAF, si bien estos hallazgos podrían justificarlos.

2.3 Rituximab

Se trata de un anticuerpo monoclonal quimérico anti-CD20 eficaz en el tratamiento de los linfomas no Hodgkin de células B. Diversos estudios han puesto de relieve la importancia de los linfocitos B en la fisiopatología del SAF. La depleción de los linfocitos B podría conducir a descenso de los niveles de AAF. Así, se ha observado que en algunos pacientes con SAF las cifras de linfocitos B CD5+ se correlacionan con los títulos de AAF y, en algunas mujeres, con las pérdidas fetales.[29]

En los últimos años se ha comunicado un número limitado de casos en los que rituximab ha sido útil en el tratamiento de los episodios trombóticos asociados al SAF, resistentes al tratamiento convencional.[30] También se ha mostrado eficaz en el tratamiento de las citopenias graves asociadas al SAF, como anemia hemolítica autoinmune,[31] anemia hemolítica microangiopática,[32] trombocitopenia[33] y síndrome de Evans.[34] Por último, se han comunicado algunos resultados exitosos en el tratamiento del SAF catastrófico tanto en niños[35] como en adultos.[36-38] Aunque estos resultados son prometedores, no se dispone de estudios controlados, por lo que se desconoce cuál será el papel de rituximab en el manejo de estos pacientes. Sin embargo, está en marcha un estudio piloto abierto, en fase IIa *(RI-TAPS trial)*, en el que los criterios de inclusión son pacientes con AAF persistentemente positivos, resistentes a tratamiento convencional con trombocitopenia persistente, anemia hemolítica autoinmune persistente, enfermedad valvular cardíaca, úlceras cutáneas crónicas, microangiopatía trombótica renal y/o deterioro cognitivo asociado a AAF.[39]

2.4   *Inhibidores directos e indirectos de la trombina*

La trombina, que convierte el fibrinógeno en fibrina, estabilizando el coágulo, puede ser inhibida directa o indirectamente mediante fármacos como fondaparinux y argatroban. El uso de estos productos en pacientes con SAF es anecdótico. Una paciente con SAF y trombopenia inducida por heparina fue tratada eficazmente durante al menos dieciocho meses con fondaparinux, un inhibidor selectivo del factor Xa.[40] Sin embargo, fondaparinux fue ineficaz previniendo pérdidas fetales inducidas por AAF en un modelo animal.[41] En otro caso publicado, un paciente con SAF e ictus, que desarrolló una necrosis asociada a warfarina y trombopenia inducida por heparina, fue tratado con éxito durante el episodio agudo con argatroban (un inhibidor directo de la trombina) seguido de fondaprinux a largo plazo.[42]

2.5   *Proteína C activada recombinante humana*

La proteína C activada (PCa) ejerce su efecto anticoagulante inhibiendo los factores Va y VIIIa de la coagulación. Además, posee un efecto antiinflamatorio reduciendo la producción de citoquinas y la expresión de moléculas de adhesión en la superficie de las células endoteliales. Diversos estudios sugieren que los AAF interfieren en la actividad de la PCa, proponiéndose como un posible mecanismo patogénico del estado de hipercoagulabilidad característico de los pacientes con SAF. En un estudio sobre 81 pacientes con anticoagulante lúpico (52 con SAF) se observó que el antecedente previo de un episodio trombótico se asociaba a una mayor resistencia al efecto anticoagulante de la PCa.[43] En otro estudio, tras ajustar por diversos factores de confusión, la presencia de AAF y de resistencia a la PCa se asoció a un riesgo tres veces mayor de tener una trombosis venosa respecto a los que carecían de AAF.[44]

Desde un punto de vista fisiopatológico, la sepsis y el SAF catastrófico comparten algunas características.[45] La PCa recombinante humana se emplea, aunque cada vez con mayor escepticismo, en el manejo de las sepsis graves, donde la inflamación sistémica y la presencia de trastornos de la coagulación son fenómenos predominantes.[46] La utilidad y la seguridad de este fármaco en el tratamiento del SAF catastrófico están todavía por dilucidar.

2.6 *Defibrótido*

Es un derivado del ácido desoxirribonucleico que es empleado en el tratamiento de diversas enfermedades vasculares por sus propiedades trombolíticas, antitrombóticas, antiisquémicas y antiinflamatorias. Este fármaco favorece la fibrinolisis e incrementa selectivamente los niveles de las prostaglandinas I2 y E2, del activador del plasminógeno tisular y dificulta la actividad del inhibidor del activador del plasminógeno.[47] Existe un único caso en la literatura en el que defibrótido resultó ser eficaz en un paciente con SAF catastrófico resistente a tratamiento con warfarina, heparina, aspirina y dipiridamol.[48]

3   Posibles futuros tratamientos para el síndrome antifosfolipídico

3.1 *Inhibidores del complemento*

En estudios realizados en ratones, la activación incontrolada del complemento inducida por la inyección de suero humano con títulos elevados de AAF produce pérdidas fetales. Por el contrario, la pérdida fetal por inyección de AAF en ratones *knock-out* deficientes en C3 o C5 es menos frecuente. Del mismo modo, estos mismos ratones *knock-out* deficientes en C3 o C5 experimentan menos trombosis que sus congéneres y se induce una menor adhesión de los leucocitos a las células endoteliales tras la inyección de AAF. Además, la inhibición de la activación de C5 mediante anticuerpos monoclonales anti-C5 previene la trombofilia inducida por la administración de AAF.[49] Por otro lado, la heparina también previene la activación del complemento mediada por la inyección de AAF en modelos animales, lo que sugiere que su efecto beneficioso en pacientes con SAF va más allá de su acción inhibidora sobre la generación de trombina.[41] Por último, en un estudio reciente se observó que la hipocomplementemia, como consecuencia de la activación del complemento y de su consumo, era más frecuente en pacientes con SAF.[50] Todo ello sugiere que el uso de inhibidores específicos de complemento podría constituir una teórica diana terapéutica en el tratamiento del SAF.

3.2   *Inhibidores específicos del receptor GPIIb/IIIa*

Los AAF activan las plaquetas y aumentan la expresión de este receptor en su membrana, promoviendo la agregación plaquetaria.[6] En modelos animales, la coadministración de anticuerpos monoclonales anti-GPIIb/IIIa y AAF disminuye la formación de trombos, en comparación con la administración sólo de AAF. Sin embargo, la formación de trombos inducidos por la inyección de AAF queda abortada en los ratones deficientes en GPIIb/IIIa.[6] Como ya se ha dicho, el efecto antitrombótico de la HCQ podría deberse a su capacidad de inhibir la expresión de GPIIa/IIIb en la membrana de las plaquetas.[7] Abciximab y tirofiban son dos inhibidores específicos del receptor GPIIb/IIIa que han sido utilizados con éxito en procesos trombóticos agudos, como el infarto de miocardio o los accidentes cerebrovasculares, y como prevención antitrombótica en la realización de cateterismos.[51] Sin embrago, no se dispone, en la actualidad, de datos relacionados con su uso en pacientes con SAF primario o catastrófico.

3.3   *Inhibición de la expresión del factor tisular*

Como se ha comentado con anterioridad, la activación de la expresión del factor tisular en células endoteliales y monocitos en sangre periférica podría ser uno de los mecanismos por los que los AAF pueden provocar trombosis.[20] Además de las estatinas, los inhibidores del enzima convertidor de la angiotensina (IECA)[52] y el dilazep,[53] un antiagregante similar al dipiridamol, también han demostrado su capacidad para disminuir la expresión del factor tisular en células endoteliales y monocitos. No se dispone de datos en humanos.

3.4 Anticitocinas

Los pacientes con SAF se caracterizan por una activación del endotelio vascular y altos niveles de TNF, IL-6 e IL-1. Por lo tanto, fármacos dirigidos contra estas citocinas, en teoría podrían desempeñar un papel en el manejo de estos pacientes. Sin embargo, no se dispone todavía de datos en humanos.

En un modelo murino de SAF, la inmunización con TNFα, en la fase precoz del desarrollo de la enfermedad se acompañó de un descenso de los niveles de AAF, una mejoría en las pérdidas fetales, un incremento de las cifras de plaquetas y una normalización del tiempo de tromboplastina parcial activada.[54] Por su parte, Berman *et al.* demostraron en un modelo animal de SAF que TNFα es un mediador importante en la pérdida fetal y que es producido en respuesta de la activación del complemento.[55] Sin embargo, todavía se desconoce el papel fisiopatológico del TNFα en el SAF en humanos, que no necesariamente tiene que ser el mismo que en otras especies animales.

Además, pacientes tratados con fármacos anti-TNFα en el contexto de otras enfermedades pueden desarrollar anticuerpos anticardiolipina IgG e IgM a títulos elevados,[56] aunque, habitualmente, no se asocia a un mayor riesgo de trombosis.

En un modelo murino de SAF (NZW/BXSB), Akkerman *et al.* demostraron que abatacept (CTLA4-Ig), un inhibidor de la activación de los linfocitos T, previno el inicio pero no la evolución de la enfermedad.[57] Por su parte, Khan *et al.*, encontraron que el bloqueo de BAFF *(B-cell activating factor)*, en el mismo modelo animal, previno el inicio del SAF y prolongó la supervivencia sin afectar el desarrollo de anticuerpos anticardiolipina.[58]

Por último, Salovir y Sabovic[59] encontraron una asociación entre los niveles de IL-6 y anticuerpos anti-β_2-GPI y el uso de anticonceptivos orales en mujeres con trombosis venosas, sugiriendo que en mujeres susceptibles, el uso de anticonceptivos orales podría inducir la producción de IL-6 y ésta, a su vez, podría estimular la producción de anticuerpos anti-β_2-GPI. Sin embargo, es sólo una conjetura ya que el tipo de diseño del estudio no permite establecer relaciones de causalidad. En cualquier caso, el potencial efecto de la inhibición de la IL-6 en pacientes con SAF sigue siendo desconocido.

3.5 Inhibidores de la p38MAPK e inhibidores del tromboxano A2

Las plaquetas poseen en su membrana, entre otras kinasas, la denominada p38MAPK *(p38 mitogen-activated protein kinase)*, cuya activación *in vitro* (por ejemplo, mediante calor o sometiendo a las plaquetas a un *shock* osmótico) induce la producción de tromboxano, que es un potente agregante plaquetario y vasoconstrictor, y la expresión de genes proinflamatorios. Vega-Ostertag *et al.* han sugerido que la activación de las plaquetas inducidas por los AAF podría ocurrir a través de esta vía, de modo que el pretratamiento de las plaquetas con SB203580, un inhibidor específico de la p38MAPK, bloquea completamente la agregación plaquetaria inducida por AAF.[60]

Por otro lado, en pacientes con AAF, la excreción urinaria de metabolitos del tromboxano A2 está aumentada.[61] Además, la inhibición de la fosfodiesterasa puede inhibir la producción de tromboxano inducida por AAF.[62] Finalmente, en un modelo murino, la administración de un inhibidor del receptor del tromboxano (BMS 180,291) produjo una reducción en la reabsorción fetal.[63]

3.6 Tolerágenos de la β_2-GPI

LJP 1082 es un conjugado polivalente del dominio I de la β_2-GPI humana, que induce tolerancia a esta molécula en los linfocitos B, de manera que parece disminuir la síntesis de anticuerpos dirigidos contra ella. En un ensayo clínico fase I/II ha demostrado ser bien tolerado y seguro, pero su eficacia todavía es incierta.[64]

4 Conclusión

Los avances en el conocimiento de los mecanismos intracelulares del SAF han permitido identificar potenciales dianas terapéuticas que, tal vez, puedan generar en un futuro tratamientos más específicos de los que se emplean en la actualidad. Sin embargo, nos encontramos aún en una fase muy precoz, de modo que la mayoría de los conocimientos que disponemos proceden de estudios *in vitro* y modelos animales, los cuales no han sido corroborados ni reproducidos todavía en humanos. Sin embargo, se prevé que en los próximos años asistamos a la puesta en marcha de algunos ensayos clínicos que nos permitan ampliar el arsenal terapéutico para el tratamiento del SAF, a pesar de la dificultad que entraña realizar este tipo de estudios en una enfermedad relativamente poco prevalente y heterogénea como es ésta.

BIBLIOGRAFÍA

1. Ruiz-Irastorza G, Hunt BJ, Khamashta MA. A systematic review of secondary thromboprophylaxis in patients with antiphospholipid antibodies. Arthritis Rheum 2007; 57: 1346-347.

2. Bucciarelli S, Espinosa G, Cervera R *et al.* European Forum on Antiphospholipid Antibodies. Mortality in the catastrophic antiphospholipid syndrome: causes of death and prognostic factors in a series of 250 patients. Arthritis Rheum 2006; 54: 2568-576.

3. Pierangeli SS, Espinola RG, Liu X *et al.* Thrombogenic effects of antiphospholipid antibodies are mediated by intercellular cell adhesion molecule-1, vascular cell adhesion molecule-1, and P-selectin. Circ Res 2001; 88: 245-50.

4. Simantov R, LaSala JM, Lo SK *et al.* Activation of cultured vascular endothelial cells by antiphospholipid antibodies. J Clin Invest 1995; 96: 2211-219.

5. Erkan D, Lockshim MD. New approaches for managing antiphospholipid syndrome. Nat Clin Pract Rheumatol 2009; 5: 160-70.

6. Pierangeli SS, Vega-Ostertag M, Harris EN. Intracellular signaling triggered by antiphospholipid antibodies in platelets and endothelial cells: a pathway to targeted therapies. Thromb Res 2004; 114: 467-76.

7. Espinola RG, Pierangeli SS, Gharavi AE *et al.* Hydroxychloroquine reverses platelet activation induced by human IgG antiphospholipid antibodies. Thromb Haemost 2002; 87: 518-22.

8. Rand JH, Wu XX, Quinn AS *et al.* Hydroxychloroquine directly reduces the binding of antiphospholipid antibody-beta2-glycoprotein I complexes to phospholipid bilayers. Blood 2008; 112: 1687-695.

9. Edwards MH, Pierangeli S, Liu X *et al.* Hydroxychloroquine reverses thrombogenic properties of antiphospholipid antibodies in mice. Circulation 1997; 96: 4380-384.

10. Johnson R, Charnley J. Hydroxychloroquine in prophylaxis of pulmonary embolism following hip arthroplasty. Clin Orthop Relat Res 1979; 144: 174-77.

11. Wallace DJ. Does hydroxychloroquine sulfate prevent clot formation in systemic lupus erythematosus? Arthritis Rheum 1987; 30: 1435-436.

12. Petri M. Hydroxychloroquine use in the Baltimore Lupus Cohort: effects on lipids, glucose and thrombosis. Lupus 1996; 5(suppl 1): S16-22.

13. Ruiz-Irastorza G, Egurbide MV, Pijoan JI *et al.* Effect of antimalarials on thrombosis and survival in patients with systemic lupus erythematosus. Lupus 2006; 15: 577-83.

14. Kaiser R, Cleveland CM, Criswell LA. Risk and protective factors for thrombosis in systemic lupus erythematosus: results from a large, multi-ethnic

cohort. Ann Rheum Dis 2009; 68: 238-41.

15. Ho KT, Ahn CW, Alarcón GS *et al.* Systemic lupus erythematosus in a multiethnic cohort (LUMINA): XXVIII. Factors predictive of thrombotic events. Rheumatology (Oxford) 2005; 44: 1303-307.

16. Erkan D, Yazici Y, Peterson MG *et al.* A cross-sectional study of clinical thrombotic risk factors and preventive treatments in antiphospholipid syndrome. Rheumatology (Oxford) 2002; 41: 924-29.

17. McCarty GA, Cason TE. Use of hydroxychloroquine in antiphospholipid antibody syndrome at three academic rheumatology units over two years: improvement in antibody titer and symptoms management [abstract]. 7th International Congress on SLE and Related Conditions. Abstract Book. New York: 2004 p M17A.

18. Erkan D, Derksen WJ, Kaplan V *et al.* Real world experience with antiphospholipid antibody tests: how stable are results over time? Ann Rheum Dis 2005; 64: 1321-325.

19. Ridker PM, Danielson E, Fonseca FA *et al.* JUPITER Study Group. Rosuvastatin to prevent vascular events in men and women with elevated C-reactive protein. N Engl J Med 2008; 359: 2195-207.

20. Meroni PL, Raschi E, Testoni C *et al.* Statins prevent endothelial cell activation induced by antiphospholipid (anti-beta2-glycoprotein I) antibodies: effect on the proadhesive and proinflammatory phenotype. Arthritis Rheum 2001; 44: 2870-878.

21. Ferrara DE, Liu X, Espinola RG *et al.* Inhibition of the thrombogenic and inflammatory properties of antiphospholipid antibodies by fluvastatin in an *in vivo* animal model. Arthritis Rheum 2003; 48: 3272-279.

22. Kinev AV, Roubey RA. Tissue factor in the antiphospholipid syndrome. Lupus 2008; 17: 952-58.

23. Redecha P, Franzke CW, Ruf W *et al.* Neutrophil activation by the tissue factor/Factor VIIa/PAR2 axis mediates fetal death in a mouse model of antiphospholipid syndrome. J Clin Invest 2008; 118: 3453-461.

24. Cuadrado MJ. Changes operated in protein pattern of monocytes from patients with antiphospholipid syndrome treated with statins [abstract]. Arthritis Rheum 2007; 56(suppl): 782-83.

25. Kumar A. Effects of fluvastatin on prothrombotic/proinflammatory markers in patients with antiphospholipid syndrome [abstract]. Arthritis Rheum 2008; 58(suppl): 172.

26. Laufs U, Gertz K, Huang P *et al.* Atorvastatin upregulates type III nitric oxide synthase in thrombocytes, decreases platelet activation, and protects from cerebral ischemia in normocholesterolemic mice. Stroke 2000; 31: 2442-449.

27. Essig M, Nguyen G, Prié D *et al.* 3-Hydroxy-3-methylglutaryl coenzyme A

reductase inhibitors increase fibrinolytic activity in rat aortic endothelial cells. Role of geranylgeranylation and Rho proteins. Circ Res 1998; 83: 683-90.

28. Hernández-Perera O, Pérez-Sala D, Soria E *et al.* Involvement of Rho GTPases in the transcriptional inhibition of preproendothelin-1 gen expression by simvastatin in vascular endothelial cells. Circ Res 2000; 87: 616-22.

29. Youinou P, Renaudineau Y. The antiphospholipid syndrome as a model for B cell-induced autoimmune diseases. Thromb Res 2004; 114: 363-69.

30. Erre GL, Pardini S, Faedda R *et al.* Effect of rituximab on clinical and laboratory features of antiphospholipid syndrome: a case report and a review of literature. Lupus 2008; 17: 50-5.

31. Erdozain JG, Ruiz-Irastorza G, Egurbide MV *et al.* Sustained response to rituximab of autoimmune hemolytic anemia associated with antiphospholipid syndrome. Haematologica 2004; 89: 34.

32. Asherson RA, Espinosa G, Menahem S *et al.* Relapsing catastrophic antiphospholipid syndrome: report of three cases. Semin Arthritis Rheum 2008; 37: 366-72.

33. Trappe R, Loew A, Thuss-Patience P *et al.* Successful treatment of thrombocytopenia in primary antiphospholipid antibody syndrome with the anti-CD20 antibody rituximab-monitoring of antiphospholipid and anti-GP antibodies: a case report. Ann Hematol 2006; 85: 134-35.

34. Rückert A, Glimm H, Lübbert M *et al.* Successful treatment of life-threatening Evans syndrome due to antiphospholipid antibody syndrome by rituximab-based regimen: a case with long- term follow-up. Lupus 2008; 17: 757-60.

35. Nageswara Rao AA, Arteaga GM, Reed AM *et al.* Rituximab for successful management of probable pediatric catastrophic antiphospholipid syndrome. Pediatr Blood Cancer 2009; 52: 536-38.

36. Van Wissen S, Bastiaansen BA, Stroobants AK *et al.* Catastrophic antiphospholipid syndrome mimicking a malignant pancreatic tumour—a case report. Lupus 2008; 17(6): 586-90.

37. Rubenstein E, Arkfeld DG, Metyas S *et al.* Rituximab treatment for resistant antiphospholipid syndrome. J Rheumatol 2006; 33: 355-57.

38. Bucciarelli S, Espinosa G, Menahem S, Yinh J, Cervera R, Asherson RA. Relapsing catastrophic antiphospholipid syndrome. Clin Exp Rheumatol 2007; 25 (suppl): 9

39. A Pilot Study of Rituximab for the Anticoagulation Resistant Manifestations of Antiphospholipid Syndrome (RITAPS). http://clinicaltrials.gov/ct2/ahow/NCT00537290?term=NCT00537290&rank=1.

40. Holtan SG, Knox SK, Tefferi A. Use of fondaparinux in a patient with antiphospholipid antibody syndrome and heparin-associated thrombocytopenia. J Thromb Haemost 2006; 4: 1632-634.

41. Girardi G, Redecha P, Salmon JE. Heparin prevents antiphospholipid antibody-induced fetal loss by inhibiting complement activation. Nat Med 2004; 10: 1222-226.

42. Patterson SL, LaMonte MP, Mikdashi JA *et al.* Anticoagulation strategies for treatment of ischemic stroke and antiphospholipid syndrome: case report and review of the literature. Pharmacotherapy 2006; 26(10): 1518-525.

43. Liestøl S, Sandset PM, Mowinckel MC *et al.* Activated protein C resistance determined with a thrombin generation-based test is associated with thrombotic events in patients with lupus anticoagulants. J Thromb Haemost 2007; 5: 2204-210.

44. Kassis J, Neville C, Rauch J *et al.* Antiphospholipid antibodies and thrombosis: association with acquired activated protein C resistance in venous thrombosis and with hyperhomocysteinemia in arterial thrombosis. Thromb Haemost 2004; 92: 1312-319.

45. Espinosa G, Cervera R, Asherson RA. Catastrophic antiphospholipid syndrome and sepsis. A common link? J Rheumatol 2007; 34: 923-26.

46. Levi M. Activated protein C in sepsis: a critical review. Curr Opin Hematol 2008; 15: 481-86.

47. Palmer KJ, Goa KL. Defibrotide: a review of its pharmacodynamic and pharmacokinetic properties, and therapeutic use in vascular disorders. Drugs 1993; 45: 259-94.

48. Burcoglu-O'Ral A, Erkan D, Asherson R. Treatment of catastrophic antiphospholipid syndrome with defibrotide, a proposed vascular endothelial cell modulator. J Rheumatol 2002; 29: 2006-011.

49. Pierangeli SS, Vega-Ostertag M, Liu X *et al.* Complement activation: a novel pathogenic mechanism in the antiphospholipid syndrome. Ann N Y Acad Sci 2005; 1051: 413-20.

50. Oku K, Atsumi T, Bohgaki M *et al.* Complement activation in patients with primary antiphospholipid syndrome. Ann Rheum Dis 2008 [doi: 10.1136/ ard.2008.090670].

51. Rossi ML, Zavalloni D. Inhibitors of platelets glycoprotein IIb/IIIa (GP IIb/IIIa) receptor: rationale for their use in clinical cardiology. Mini Rev Med Chem 2004; 4: 703-09.

52. Napoleone E, Di Santo A, Camera M *et al.* Angiotensin-converting enzyme inhibitors downregulate tissue factor synthesis in monocytes. Circ Res 2000; 86: 139-43.

53. Deguchi H, Takeya H, Wada H *et al.* Dilazep, an antiplatelet agent, inhibits tissue factor expression in endothelial cells and monocytes. Blood 1997; 90: 2345-356.

54. Blank M, Krause I, Wildbaum G *et al.* TNFalpha DNA vaccination prevents clinical manifestations of experimental antiphospholipid syndrome. Lupus 2003; 12: 546-49.

55. Berman J, Girardi G, Salmon JE. TNF-alpha is a critical effector and a target for therapy in antiphospholipid antibody-induced pregnancy loss. J Immunol 2005; 174(1): 485-90.

56. Jonsdottir T, Forslid J, van Vollenhoven A *et al.* Treatment with tumour necrosis factor alpha antagonists in patients with rheumatoid arthritis induces anticardiolipin antibodies. Ann Rheum Dis 2004; 63: 1075-078.

57. Akkerman A, Huang W, Wang X *et al.* CTLA4Ig prevents initiation but not evolution of anti-phospholipid syndrome in NZW/BXSB mice. Autoimmunity 2004; 37: 445-51.

58. Kahn P, Ramanujam M, Bethunaickan R *et al.* Prevention of murine antiphospholipid syndrome by BAFF blockade. Arthritis Rheum 2008; 58: 2824-834.

59. Salobir B, Sabovic M. Interleukin-6 and antiphospholipid antibodies in women with contraceptive-related thromboembolic disease. Obstet Gynecol 2004; 104: 564-70.

60. Vega-Ostertag M, Harris EN, Pierangeli SS. Intracellular events in platelet activation induced by antiphospholipid antibodies in the presence of low doses of thrombin. Arthritis Rheum 2004; 50: 2911-919.

61. Lellouche F, Martinuzzo M, Said P *et al.* Imbalance of thromboxane/prostacyclin biosynthesis in patients with lupus anticoagulant. Blood 1991; 78: 2894-899.

62. Opara R, Robbins DL, Ziboh VA. Cyclic-AMP agonists inhibit antiphospholipid/beta2-glycoprotein I induced synthesis of human platelet thromboxane A2 in vitro. J Rheumatol 2003; 30: 55-9.

63. Shoenfeld Y, Blank M. Effect of long-acting thromboxane receptor antagonist (BMS 180,291) on experimental antiphospholipid syndrome. Lupus 1994; 3: 397-400.

64. Merrill JT. LJP 1082: a toleragen for Hughes syndrome. Lupus 2004; 13: 335-83.

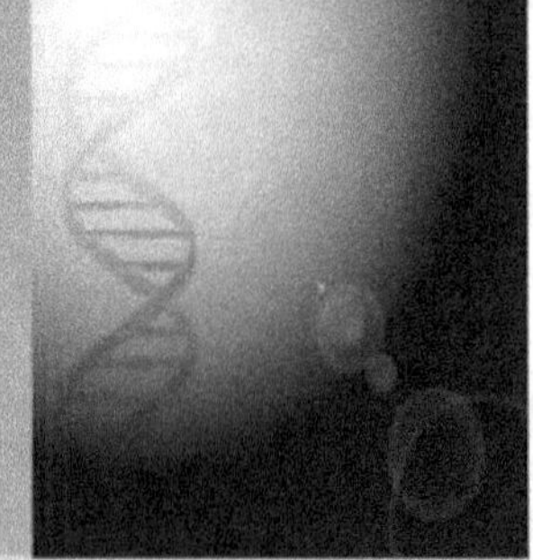
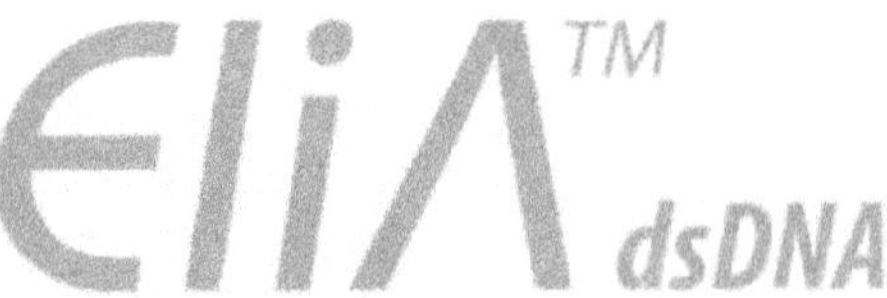

Alta relevancia clínica

		ELIA™	Farr-RIA	CLIFT
Sensibilidad (%)	LES	39,5	31,6	13,2
Sensibilidad(%)	LES Activo	70,8	66,7	29,2
Sensibilidad (%)	Nefritis lúpica	55,0	50,0	25,0
Especificidad (%)	Grupo Control Enfermedad AI (no LES)	93,2	96,1	99,0

Table 1: Diagnostic sensitivity of different methods (Hernando et al 2002; Clin Cherm Lab Med 40(10): 1056-1060)

Buena correlación con la actividad clínica

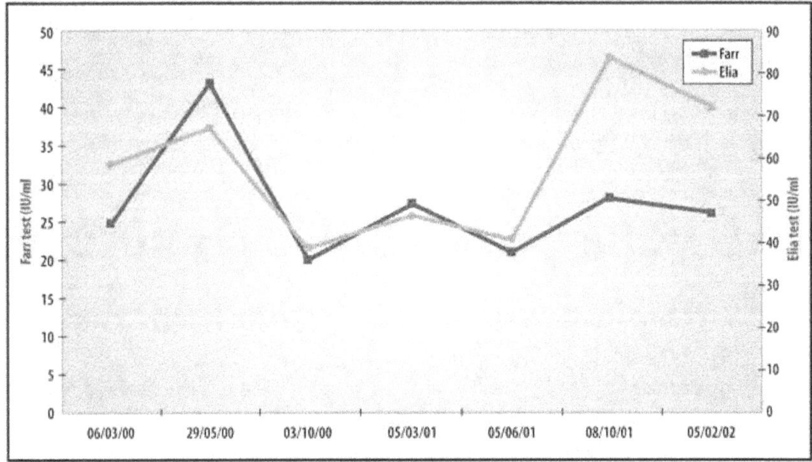

Figure 1: Patient A - Comparison of the anti-dsDNA Ab kinetics (Lakarf et al, 2002, 6ª Dresden Symposium on Autoantibodies)

Estandarizado frente al estándar Wo/80 de la OMS

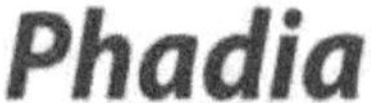

Phadia

Ctra. de Rubí 72-74, 2ª planta - 08173 Sant Cugat del Vallès (Barcelona) - Tel. 935 765 800

www.phadia.com